前台北市聯合醫院婦產科主任

許世賓醫師 審定推薦

完美準媽媽必讀的

孕產聖經

生出完美小孩的黃金**280**天

一次搞定準媽媽應該知道的懷孕&生產大小事，

懷孕&生產，萬事有子真滿足。

磊立同行◆著

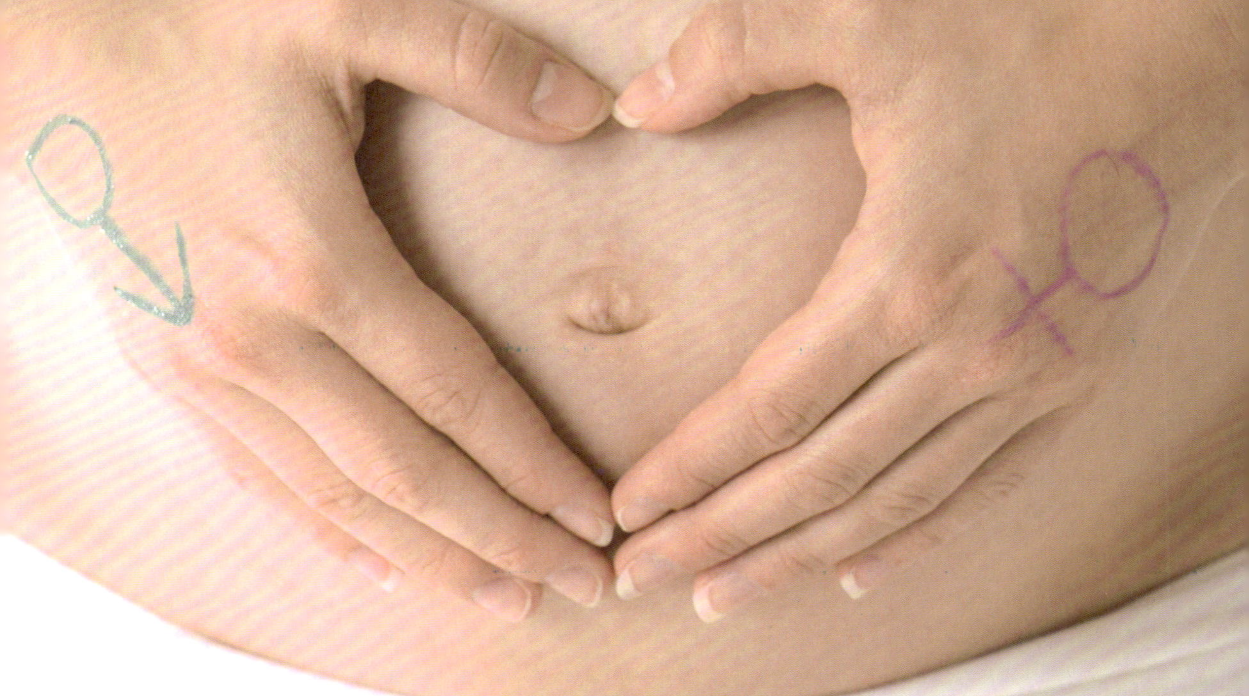

pregnancy & childbirth

推薦序

以萬全準備迎接新生命

每一個小孩在父母親的眼中，永遠是最美的那一顆星，眼中的光采只為小孩綻放——引述鳳飛飛歌曲心肝寶貝中的歌詞「你是阮的掌上明珠，抱著金金看」。

準父母親從驗到懷孕的那一刻起，人生旅程中另一章翩然展開。孩子越來越少，每一個天使的到來或多或少都被賦予不同的期待。就以往的經驗而言，來產檢的準爸媽多帶有輕度憂鬱症，擔心這樣那樣會不會對寶寶造成不良的影響，無法放鬆心情去迎接新生命的到來。

透過本書，以過來人的經驗加上醫師的正確觀念，利用深入淺出的文字帶入觀念，從孕前準備，到懷胎十月準媽媽心理的變化、營養、生理、活動、身體上的不適及產後照顧，可以在瞭解正確觀念的前提下，一起合作攜手渡過。

整個孕期約需四十週，概括來說，先分為初、中及後期，再利用月分來做詳細說

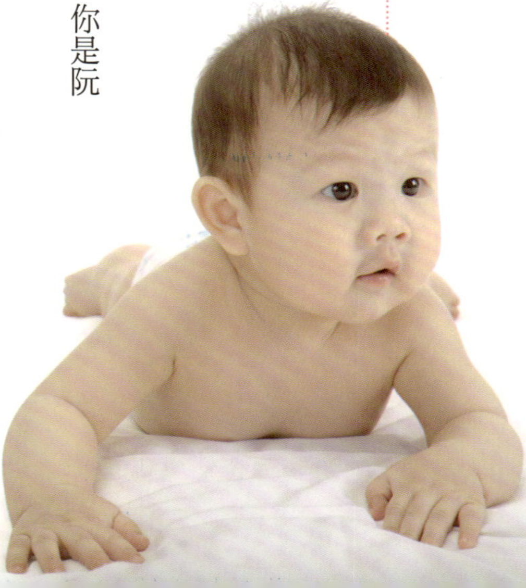

明，寶寶每個月分在肚皮裡生長到什麼程度、需要什麼種類的營養，還有避免會影響胚胎發育的活動，都不太一樣。例如在懷孕初期前十二週，建議避免高溫的環境，因為會影響胚胎的發育。本書與坊間不同之處在於告訴了準爸爸孕婦身心上會有何巨大的改變，教導準爸爸協助孕婦的方式，例如陪伴孕婦運動、孕期要注意的事項，及常見疾病及不適的預防和應對。

時代變遷，現代媽媽多被賦予經濟上的期許，而在職場有出色的表現。但在工作壓力之下，有什麼要小心、面對及處理的小撇步，如何在職場上更自在，本書都有適當的建議。

最後，不論準爸媽選擇何種生產方式，適度的瞭解孕程會減低對未知的恐懼感及加強心理建設。最棒的一點是本書提供坐月子四原則：【簡單、舒適、科學、衛生】，並將現代與傳統月子方式去蕪存菁加以融合，讓媽媽不再需要面臨世代間的衝突。

邁入人生旅程中新的一章「你準備好了嗎？」在本書的陪伴下學習人生必經的旅程，一點一滴的寫下屬於全家幸福的詩篇。

前台北市立婦幼綜合醫院婦產科主任
許世賓婦產科暨產後護理之家院長
許世賓 醫師

前言

孕育生命的開始

做媽媽，是女人一生中最精彩的一次華麗轉身。這次轉身會脫去女人的稚氣，讓女人變得堅強、勇敢，擁有更純正的女人味，最重要的是，它會收穫更多的幸福。

以愛孕育一顆生命的種子，在身體裡生根發芽。然後這顆種子自己悄悄生長，內臟、指甲、頭髮，一切都按部就班地生長著。

寶寶自然生長的歷程裡，也是孕育生命的奇妙過程，需要付出很多的痛苦和心血，也會遇到很多問題。這些問題如果處理不好，就會讓整個懷孕期間覺得異常痛苦，甚至難以忍受。

懷孕前，未來的準爸媽無論在心理還是身體都需要做很多的準備，以最好的狀態去創造最健康的生命。

懷孕中，準媽媽要保持良好的心情和健康的飲食結構，因為整個懷孕期間可能會遭

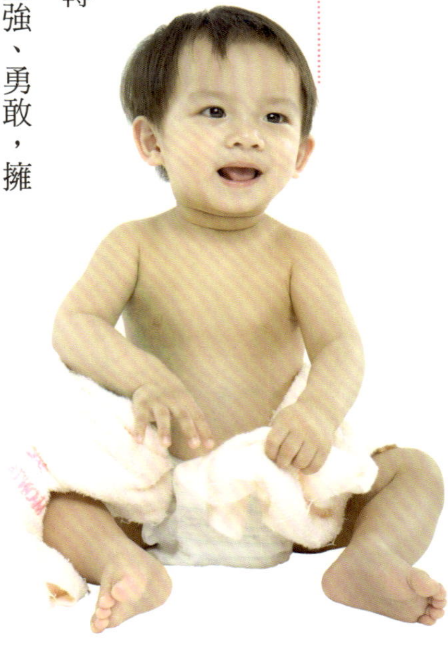

遇痛苦的妊娠反應。準爸爸要做一個最稱職的營養師、按摩師、心理醫師，給予準媽媽最好的照顧。

分娩那一刻，女人要忍受異常的痛苦，這種痛比你之前遭受的所有痛更令人難以忍受。有這樣一種說法：女人生孩子就是一隻腳踏進了鬼門關。

寶寶出生後，就會發現生活全然變了樣子，房子、花銷、時間甚至全部生活都被寶寶佔據了大半，生活從此不再是甜蜜的二人世界，而是忙碌的三口之家，但在這份忙碌中會獲得之前全然無法想到的幸福。

迎接這份忙碌和幸福，你準備好了嗎？

這本書從孕前準備開始，以一個媽媽的親身經歷，帶你走過孕前、孕中、產後的美妙時光。讓我們一起去面對懷孕前後可能遇到的各種問題，把懷孕、生產當成一次快樂的人生經歷，讓媽媽更幸福，讓寶寶更健康。

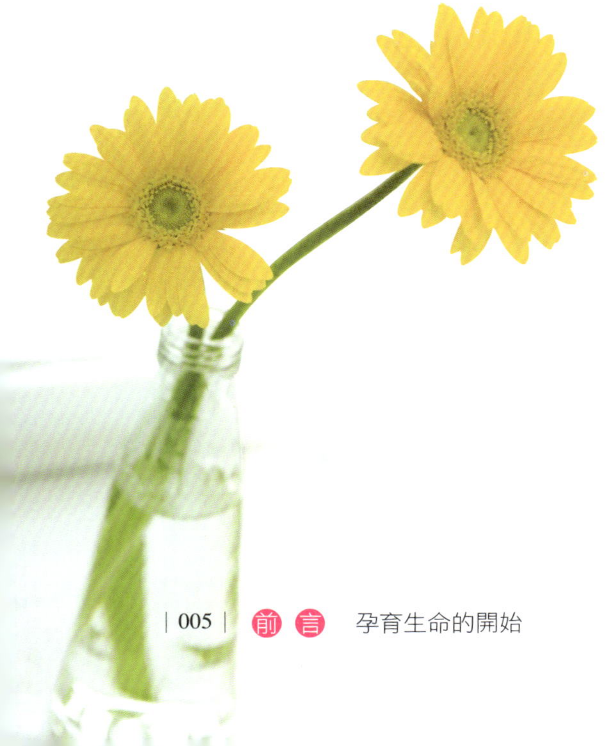

CONTENTS

PART 3 接近生產與分娩

CONTENTS

PART 4 開心坐月子

PART

1

你準備好迎接寶寶的來臨了嗎？

對於家庭來說，生寶寶是一件大事。
尤其對於生寶寶這件事的具體執行者——女人，更是一件大事。
準備要寶寶的時候，準爸媽們需要從心理、生理、等各方面做好準備，
以確保生出健康的寶寶，並且不會因為寶寶的到來而打亂生活。

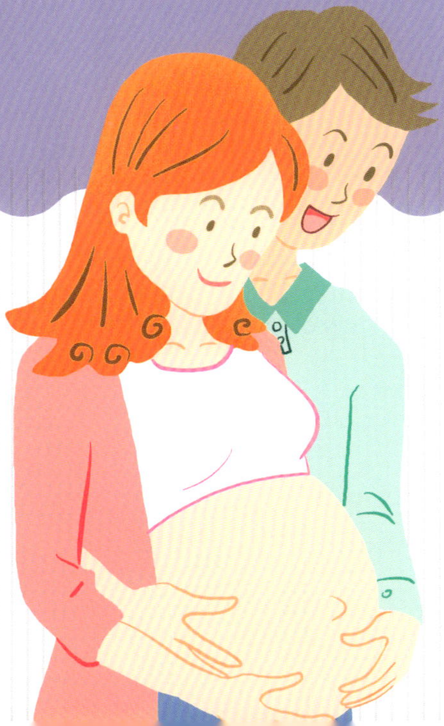

Chapters 1

做好懷孕的心理準備

女人的心都是敏感而脆弱的，女人當了媽媽，就不再是父母捧在手裡的寶貝，也不再是老公含在嘴裡怕化了的心肝，他們的注意力都會被另一個小生命所分割。不但如此，你還必須對這個小生命負責，需要照顧他的吃喝拉撒，負責他的成長快樂、教育以及一切，直到他長大成人。

我是和老公結婚三年之後，才把要孩子這件事納入計畫。那一年，我和老公都已經二十九歲。對於女人來說，二十九歲生孩子已經不算年輕。當時我身邊有很多人催促我要孩子，我都沒有這個打算，原因很簡單，我還沒做好心理準備。

心理的作用往往是強大的，當你的心理沒有準備好時，你很難把一件事情做好，懷孕更是如此。之前，我和老公對於生孩子這件事非常抗拒，甚至想過這輩子就當個頂客族就好了，每天玩玩鬧鬧，無拘無束，不想被孩子牽絆生活。當時的我還像個孩子，需要別人的呵護寵愛，沒有能力和想法去照顧另外一個人。那種心態下，我們不可能要孩子，即使有了孩子，我們也不會對這個小生命的不期而至感到絲毫的快樂。

但隨著年齡的逐年增長，我們的心態發生了變化。我們似乎覺得無拘無束的二人世界少了點什麼，需要一個活潑可愛的小生命為生活注入新的活力與激情，我們對孩子有了強烈的渴望。我們都覺得自己長大了，有能力去照顧另一個小生命了。就這樣，我們倆開始打算要個寶寶，並且在一個月內順利懷孕。

這其中的心理變化很難以語言描述清楚，總之，在沒有做好心理準備之前，最好不要盲目要孩子。當然，如果寶寶的到來是個美麗的「意外」，並且準爸媽能及時讓自己的心理適應這個寶寶的到來，也是一件非常幸運的事情。

那麼，究竟在孕前要做好哪些心理準備呢？

先問自己想要一個怎樣的小孩

每個媽媽都對自己孩子的未來有無數種設想，希望自己的孩子是最聰明、最健康的，性格好、學習好、能考上最好的大學……但這些都只是媽媽們最正常不過的虛榮，對於孩子的未來有過多的希望，懷孕期間裡就會承受莫大的心理壓力，對於準媽媽來說這樣沒有什麼好處。

在孩子的成長過程中，父母也會給予孩子過大的壓力，

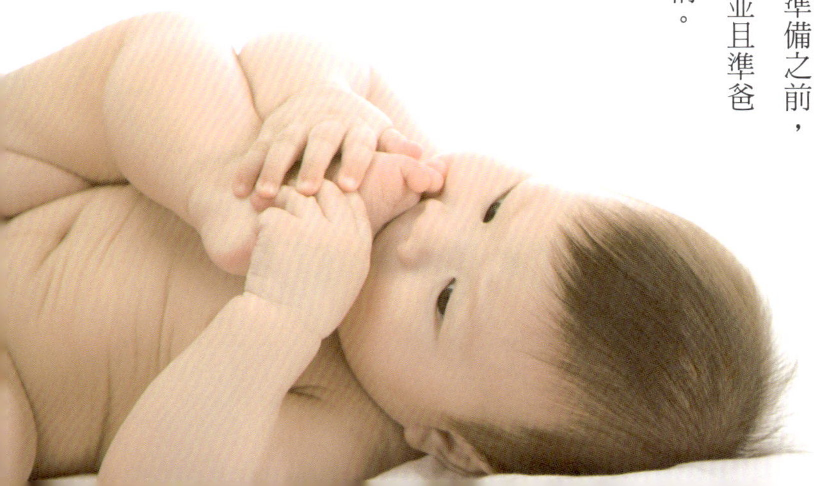

在過大的壓力下成長的孩子也不會快樂。家長盡心的培養，孩子正常的成長，平和的心態、輕鬆的家庭環境，才是一個家庭最佳的狀態，才是一個孩子成長最需要的東西。

想生一個怎樣的小孩？你把這個問題問所有已經成為媽媽的女人，她們會給你一個相同的答案：「我希望我的孩子健康快樂。」健康、快樂，如果你對於題目中的問題給出的答案是這四個字，你第一步的心理準備就做好了。

孕前的心理準備

產後憂鬱是大家很熟悉的一種心理疾病，但或許不知道，孕前也有可能憂鬱。孕前憂鬱一般是由於女性對於懷孕、分娩可能發生的種種不可預知狀況的不瞭解造成的，或是對於懷孕生產可能對自己的身材、職業甚至人生規畫所造成的負面影響的恐懼。但只要弄明白幾個問題，打消幾個顧慮，就可以將孕前憂鬱輕鬆化解。

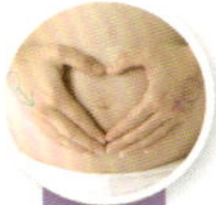

懷孕前的第一個擔心：懷孕是我的人生規畫嗎？

除非你下定決心做頂客族，否則要寶寶就是一生中必不可少的規畫之一。這時你規畫的重點就是要在何時要一個寶寶。首先就是要過心理關，調整好自己的心理讓自己升級做父母。然後就是要做好相應的生理準備：控制體重，合理膳食，合理運動，戒菸戒

以愛孕育一顆生命的種子，
在身體裡生根發芽。

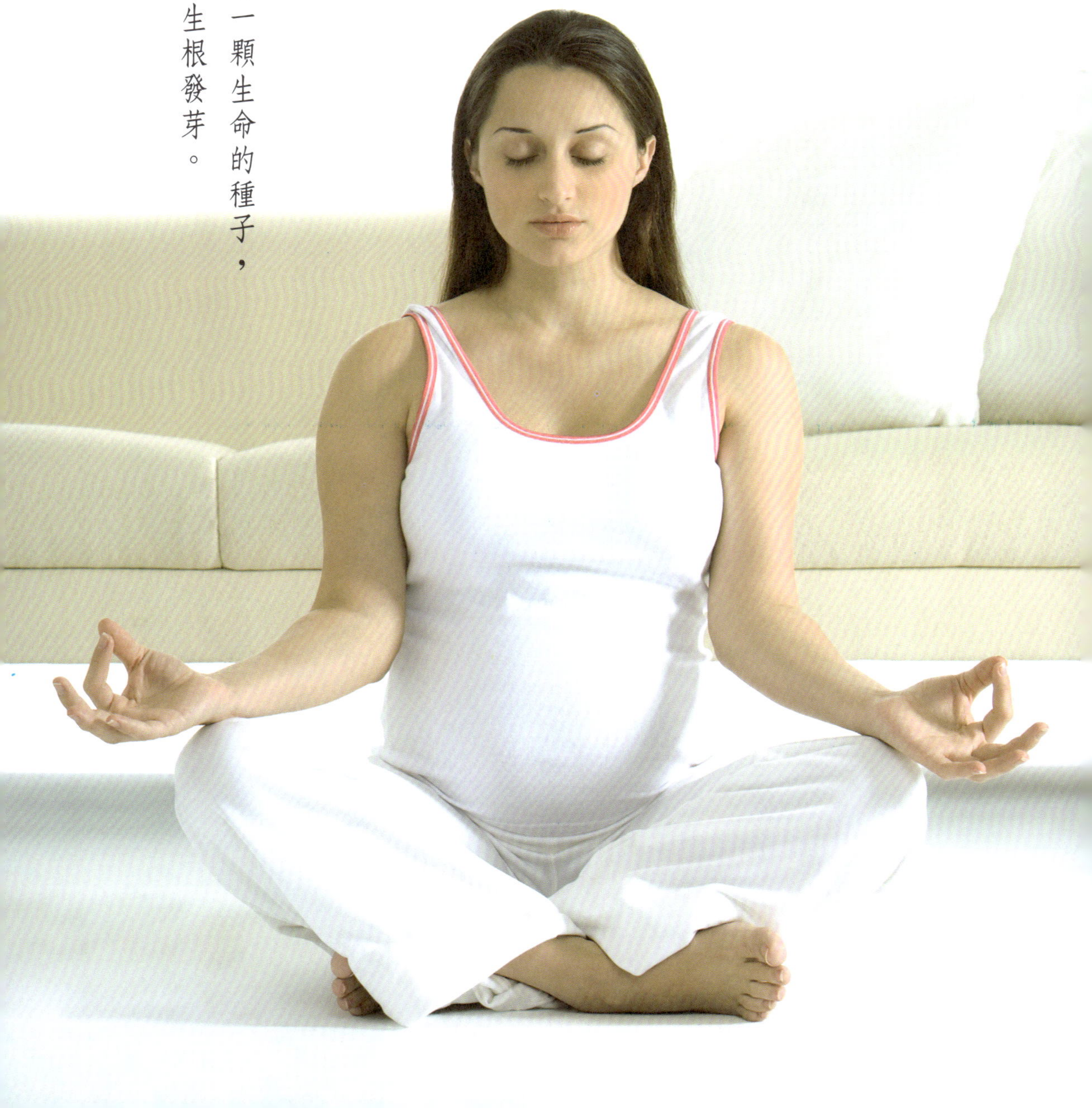

酒，慎用藥物等。

懷孕前的第二個擔心：我擔心懷孕後會失去美麗

懷孕會讓女人發胖，會讓原本緊實的皮膚鬆弛，還有可能會長妊娠斑，會長痘痘……，但請放心，隨著孩子的出生，所有這一切都會恢復原狀，只要你想讓自己恢復美麗。

而且現在市場上有很多對付妊娠紋的產品，堅持使用，就會有效。其實很多準媽媽懷孕期間的皮膚相當好，不使用任何護膚產品，皮膚都水嫩潤滑，這都是懷孕期間體內很高的雌激素的功勞。也有一部分準媽媽由於雌激素的作用會長痘痘或妊娠斑，只要寶寶生下來，激素恢復正常水準，這些痘痘和斑也會自然消失。

懷孕前的第三個擔心：我害怕孕產期的痛苦

女人在懷孕生產的過程中，會遭受不少的苦。懷孕早期的妊娠反應，很多媽媽都有過切身的體會。懷孕早期的嗜睡、噁心、易疲倦等反應，透過多休息、合理飲食、心理調整等方法緩解，並非難以忍受。現實生活中也有一點孕吐反應都沒有的準媽媽，也許你就是幸運的那一個。

懷孕中期相對來說是懷孕期間裡最幸福的一個時期，孕吐反應消失了，懷孕後期的大腹扁扁還沒有出現。這段時間會出現第一次胎動，寶寶在肚子裡和你開始有交流，非常幸福的時刻。

懷孕後期就比較累，日益隆起的大肚子帶給你驕傲的同時，也讓你覺得負擔很重。但肚子裡的寶寶會一直陪著你，一低頭就看見自己的大肚子，什麼疲勞就被媽媽和寶寶親密相依的幸福感趕跑了。

至於生產這個環節，是整個懷孕期間的最後一關。不管是自然產還是剖腹產都有一定的痛苦。但這痛苦換來的是另一個小生命從此陪伴在你身邊，是非常值得的。而且，你心裡已經做好迎接他的準備，這樣的痛苦更是甜蜜。

懷孕前的第四個擔心：我擔心被社會淘汰

不少女性朋友非常擔心，兩百八十天的懷孕期間再加上近五十六天的產假，一年多的時間，我會不會被

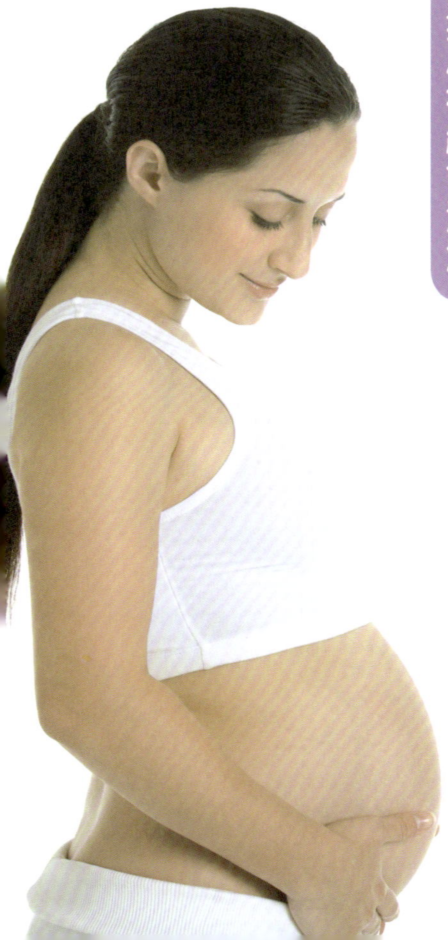

社會淘汰了？

如果你是身在職場的準媽媽，那麼兩百八十天的懷孕期間裡你根本不會與社會脫節，更不會被社會淘汰。法律保證了準媽媽的權利，幾乎不會有女人因為生孩子和休產假而被社會淘汰。

如果你是全職在家的準媽媽，懷孕期間裡你可以走出家門結交很多朋友，可以透過網路瞭解這個社會上所發生的一切。你可以每天都把自己打扮得漂漂亮亮、利利落落的，精神飽滿的面對每一天的生活。只要你保持良好的狀態，對社會資訊敏銳的感知以及很強的實力，重返社會並不難。

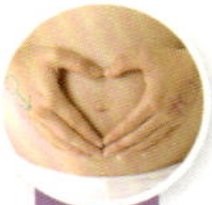

懷孕前的第五個擔心：生寶寶會影響事業和收入

女人會因為生育或多或少的影響事業發展，畢竟有相當一段時間你不能擁有完全正常的工作狀態，懷孕生子也會對你的經濟收入造成一定的影響。

但是，在懷孕期間和產期，法律保障公司要支付你的薪水。現在越來越多的企業管理模式非常人性化，給予女性非常合理的關照，幾乎沒有什麼後顧之憂。

即便你因為生孩子而暫時放慢事業發展的腳步，但經歷媽媽這個重大的角色轉變

yes! 釋放壓力的小技巧

* 合理宣洩不良情緒。想哭時就哭一場，讓所有的壓抑和眼淚一起流出身體，你會覺得輕鬆很多。
* 看書和電視劇。覺得壓力大時，就找個輕鬆的環境安靜的看一本書，或高興的看電視劇，讓自己徹底放鬆，壓力也會隨之減輕。
* 找好朋友傾訴。傾訴會讓人放鬆，把自己的心事、壓力毫無保留的說出來，聽聽朋友的建議，讓自己更理智的面對壓力和困境，這樣會事半功倍。
* 看有趣的相聲和小品。搞笑的東西能讓人迅速放鬆下來，沒心沒肺的大笑一場，壓力也就隨著笑聲而煙消雲散。
* 找一個陌生的地方讓自己徹底放鬆下來，旅行或逛街，只要不花錢花到讓自己心痛就好。
* 當你感覺自己無力承受過大的壓力、自己又沒有能力解決時，不妨和老公以及家人一起面對，讓他們幫助你承擔一些，或與家人一起尋找好方法來處理一切。

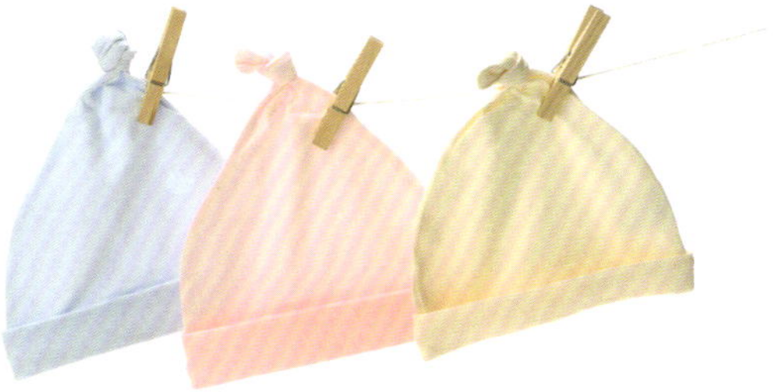

後，你就發現自己的心理越發成熟，做事越有耐心，思考越周全，這些改變也會為今後的職場拚搏提供最好的準備。

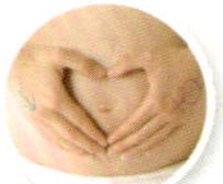

做個好心情的準媽媽

即將要肩負起孕育寶寶的重任，擁有一份好心情尤為重要。讓自己在快樂的心情裡變身為準媽媽，你的寶寶也一定會是健康快樂的，因為寶寶的基因裡都是你快樂的資訊。

但是人都會有心情不好或壓力大的時候，幾個釋放壓力的小技巧，可能會讓你很快就恢復快樂。

孕前準爸爸的心理準備

生孩子絕不是女人的事，想要寶寶的爸爸們也有相當重要的作用。爸爸們需要和媽媽們一起，在要寶寶之前想清楚關於事業、生活、收入等所有可能遇到的問題。除此之外，爸爸們還必須對老婆在懷孕前可能遇到的心理問題進行有效的疏導，和媽媽一起快樂的迎接寶寶的到來。

小叮嚀

學會紓解準媽媽的壓力

懷孕前媽媽的不良心理	爸爸們該做的心理準備和具體事宜
憂鬱	＊接納老婆的不良情緒，並進行情緒疏導。 ＊幫助老婆分析憂鬱的原因，徹底打消顧慮。 ＊帶老婆出去散心，給老婆一個良好的心理環境。
對於事業和經濟的擔憂	＊和老婆一起分析生孩子對事業可能造成的影響，好的影響和不好的影響都要積極面對，盡量消除不好的影響。 ＊給老婆一個承諾，承諾當爸爸之後會更加努力工作，給老婆孩子一個穩定的生活。
迷茫、不知道如何釋放壓力	＊經常陪老婆聊天談心，傾訴是女人釋放壓力很好的管道。 ＊老婆有壓力時，給老婆一個溫暖的擁抱，一個擁抱有時勝過千言萬語。 ＊和老婆一起用最適合她的方法去釋放壓力，陪她逛街，陪她旅行，陪她看搞笑的肥皂劇……

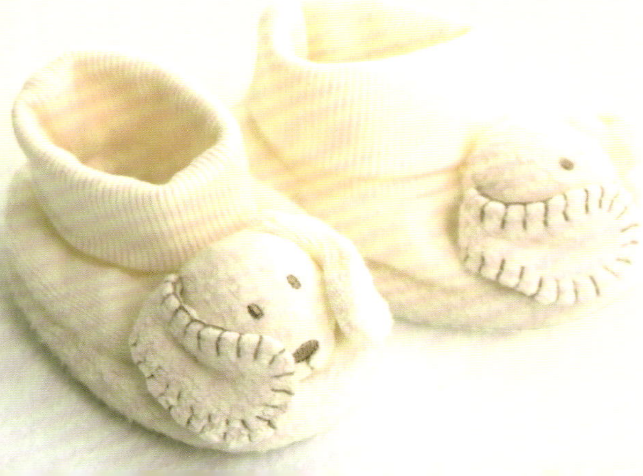

即將要肩負起孕育寶寶的重任，
擁有一份好心情尤為重要。
讓自己在快樂的心情裡變身為準媽媽，
你的寶寶也一定會是健康快樂的。

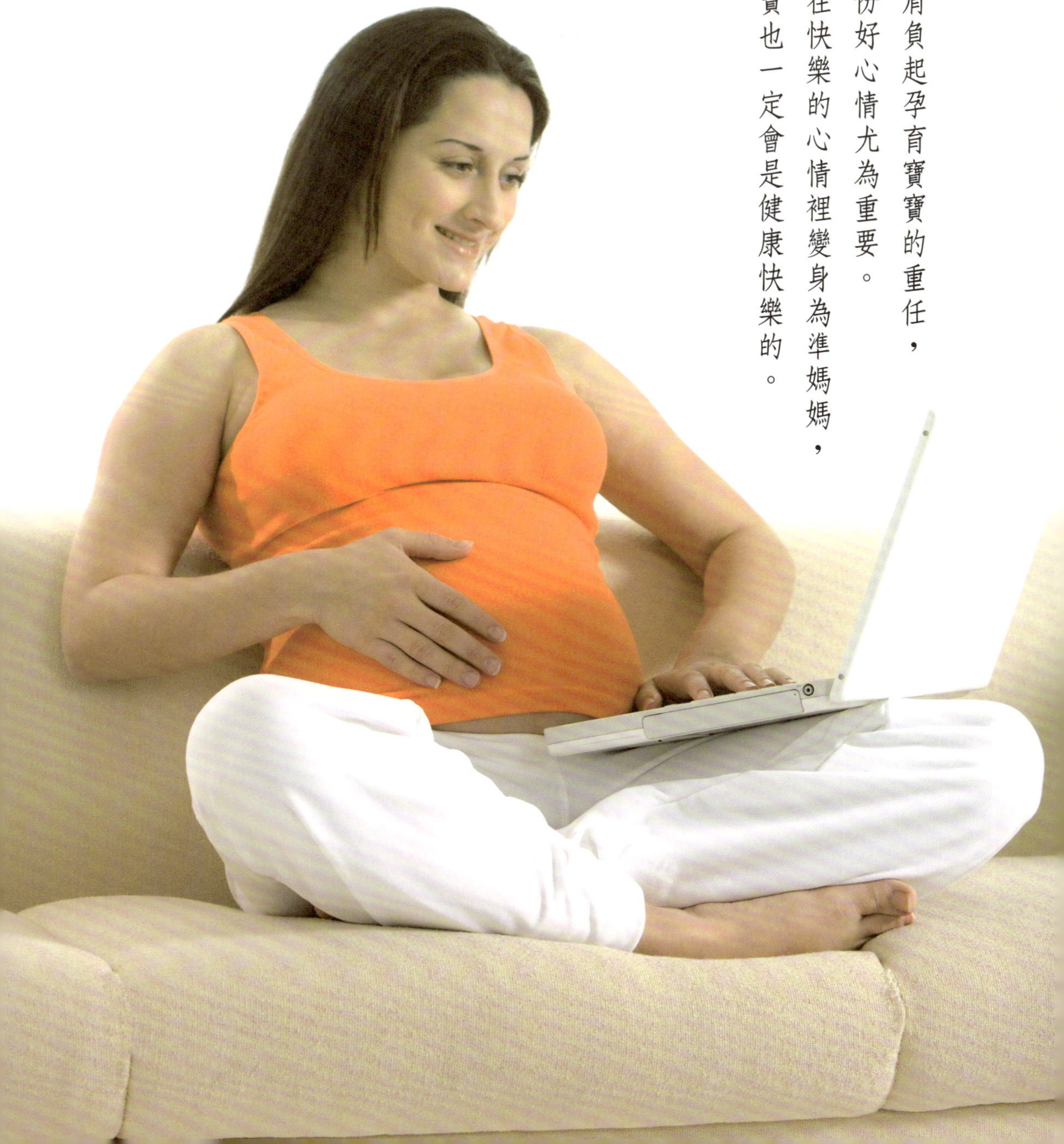

Chapters 2

做好懷孕的生理準備

準備懷寶寶的夫婦的身體狀況會對寶寶的健康產生直接影響，孕前必須要保證自己有個健康的身體，不僅要改掉一些不良的生活習慣，更需要調整好自己的身體狀態，為懷孕做好生理準備，能夠給未來的寶寶帶來人生中的最佳開端。

懷孕前該如何調理經期

女性正常的月經週期應該是二十八天，上下錯動七天都屬正常。也有很多女性的月經週期更長一些，但只要有規律都算正常。正常的月經週期可以幫助女性有效的計算排卵期，這對於「造人計畫」非常重要。

一般來說，女性的排卵期是預測下次月經來時的前十四天，以二十八天的月經週期為例：從月經開始的第一天計算，這個週期的第十三、十四、十五天就是排卵期。當然，這個排卵期未必非常準確，我們需要借助排卵試紙、唾液觀察、基礎體溫、白帶狀況幫助判斷。

＊**排卵試紙：**市場上有很多類型的排卵試紙，類似於驗孕試紙，排卵期時試紙會呈現出兩條紅線。

＊**唾液觀察：**市場上有類產品像一支口紅大小，通過觀察唾液來確定是否排卵，排卵時可以看到唾液中呈現出「羊齒狀」。

＊**基礎體溫：**每天清晨起床前在不說話、不活動時測量體溫，排卵期體溫會升高攝氏〇・五度。

＊**白帶狀況：**排卵期白帶會呈蛋清樣。

勞累、受涼、生病或心理壓力過大、心情憂鬱，都可能影響月經週期。如果你只是一、兩個月出現這種情況，只需要做簡單的調整就可以讓月經週期恢復正常。注意休息，保重身體，調整好自己的心理和心情，並且注意保暖，不吃生冷的食物。

如果月經長期不正常，週期紊亂，經血量過大或過小，行經時間過長或過短，就需要請醫生診治。由於月經和女性體內的激素水準有密切的關係，千萬不可以亂用激素類藥物，亂用激素類藥物極易讓女性患上婦科類疾病，甚至是婦科腫瘤。

懷孕前如何控制好體重

過胖或過瘦都會對女人懷孕有影響。女性過胖或過瘦都會使體內的內分泌功能受到影響，不僅不利於受孕，還會增加嬰兒在出生後第一年患呼吸道或腹瀉的機率，並在孕後易併發妊娠高血壓症候群、妊娠糖尿病。

目前比較通用的判斷過胖或過瘦的指標就是BMI指數。BMI指數是以體重公斤數除以身高米數平方得出的數字，是目前國際上常用的衡量人體胖瘦程度以及是否健康的一個標準，是一個中立可靠的指標。

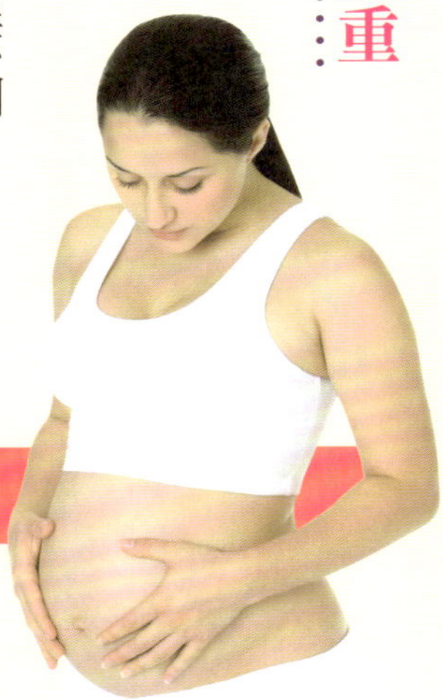

小叮嚀

成人BMI數值與標準

體質指數(BMI)= 重(kg)/身高（㎡）

體重指數	男性	女性
過輕	低於20	低於19
適中	20-25	19-24
過重	25-30	24-29
肥胖	30-35	29-34
非常肥胖	高於35	高於34

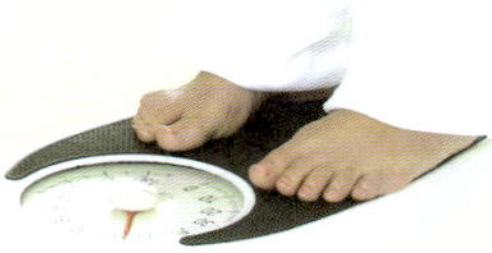

專家指出最理想的BMI體重指數是二十二。以我個人為例，我身高一百六十三公分，體重是五十二點五公斤，透過公式計算：我的BMI=52.5/（1.63）^{2}=19.76，屬於適中。大家可以參照這個指標計算一下BMI指數，看看自己是偏瘦還是偏胖。

肥胖女性的營養要點

體重過重的女性，需要透過運動和控制飲食兩方面來達到減重的目的。適量的運動不僅可以幫助你告別肥胖，更可以提高身體素質，為孕育一個健康的寶寶打好基礎。

加強運動的同時要進行飲食的調整。控制熱量攝取，少吃油膩及甜膩食品，多吃健康的蔬菜和水果，不吃油炸食品，告別各類甜食飲料，常食用粗糧和薯類代替米飯和麵食。早餐和午餐可以盡量豐富一些，晚飯要控制好攝入的熱量，不要吃宵夜。

需要注意的是，打算生寶寶的女性切忌盲目節食減肥和吃各種減肥藥物，這樣對身體的損害會很大，也會對健康受孕帶來不良影響。

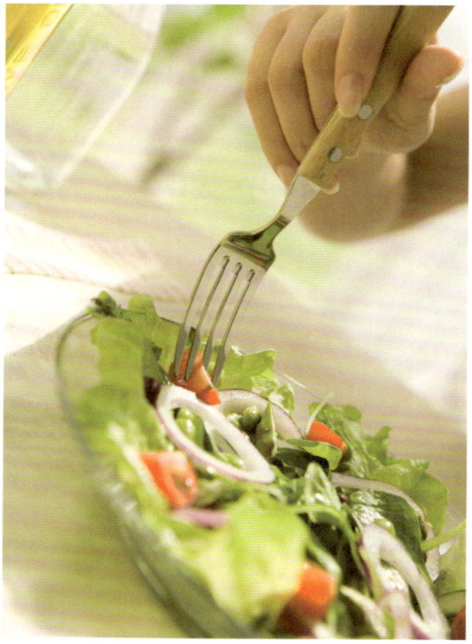

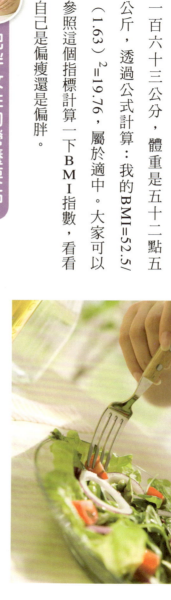

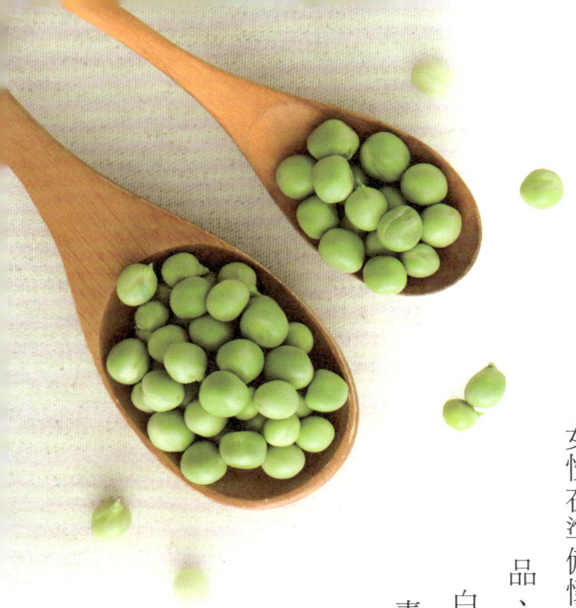

過瘦女性的營養要點

女性過瘦容易引起貧血、月經不調、週期紊亂而導致不孕。體重過瘦的女性，應當注意增加優質蛋白質和富含脂肪食物的攝取，如蛋、奶及大豆類食品，切忌因為要增加體重而盲目吃補品，或食用油炸食品等不健康的高熱量食品，這對妊娠期間胎兒的發育沒有好處，並且給身上增加一些沒用的脂肪，對產後恢復也會帶來影響。

懷孕前應該做哪些營養儲備

女性在準備懷孕的前三個月就要開始多吃乳製品、深色蔬菜、豆類及豆製品、堅果、芝麻、雞蛋等，這些食物可以有效的補充鈣、鐵、蛋白質。要注意食用新鮮的蔬菜和水果，補充維生素和微量元素，同時主副食譜應搭配合理且要多樣化，不偏食。

孕前最好透過科學膳食達到營養儲備的目的，而不是大量食用各種補品和保健品。所謂「藥補不如食補」，透過每天進食豐富的、營養均衡的、美味的食物，不但能愉悅心情還能增加營養，而且避免補品和保健品可能帶來的副作用。

但是，有些微量元素由於其不穩定的特性，很難透過正常飲食來達到有效的補充，需要透過藥物或保健品補充，這些將會在下面的章節介紹。

孩子的性別，我能做主嗎？

對於寶寶的性別，雖然做媽媽的不能百分之百的做主，但透過有些方法，或許對寶寶的性別能有所影響。

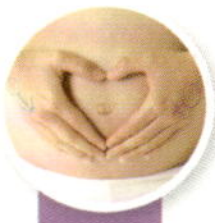

飲食結構影響寶寶性別

這個方法就是透過飲食調整夫妻身體的酸鹼環境達到生男生女的目的。

奶、蛋都是常見的酸性食物。豆類、青菜、萵苣、馬鈴薯、竹筍、洋蔥、香菇、花菜、海帶、茶等都是常見的鹼性食物。酸性環境適合X染色體生存，而鹼性環境更適合Y染色體生存。有針對性的選擇食物酸鹼性來飲食，有可能達到影響寶寶性別的目的。

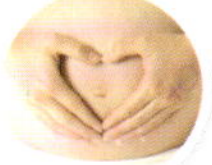

行房時機影響寶寶性別

女性在排卵期，子宮頸呈鹼性，有利於Y染色體的生存。因此，在排卵當日同房生男孩的機率會大大增加。而且Y染色體屬於速度型，X染色體屬於耐力型，如果卵子等待精子的「妹妹等哥哥」模式，一般會是Y染色體能夠取得勝利，也就很有可能會生男孩。

排卵前有透明多量的黏液分泌出來，這些黏液會幫助精子進入子宮，而Y精子較不能適應酸性環境，若在陰道停留時間太長，可能在未到達子宮口時已被淘汰，而X精子較能適應酸性環境，故可以游至子宮，順利受孕。另外，X染色體屬於耐力型選手，如果先讓精子進入女性體內等著排卵，以「哥哥等妹妹」的模式，則勝利的會是X染色體，也就是說有可能會生女孩。

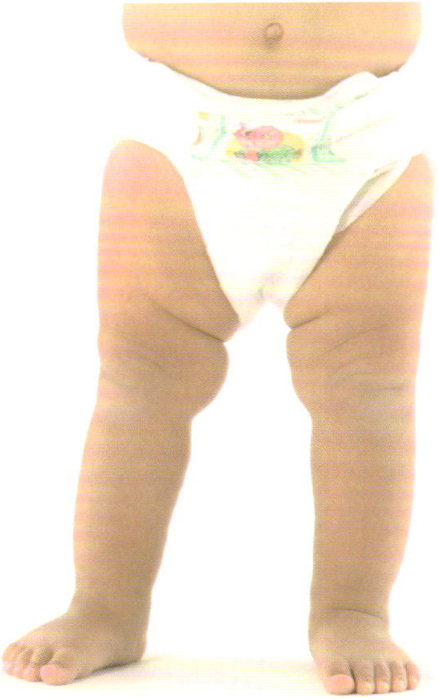

做愛次數影響寶寶性別

同房次數越多，會使Y精子數量減少。禁欲後到排卵日前才行房，Y精子則可以利用速度的優勢先到達子宮和卵子約會，生男孩的機率就會很大。所以每隔一、兩天同房一次，大大增加生女孩的可能。

性高潮影響寶寶性別

女性在性高潮時，子宮頸會產生一種鹼性物質，因此性高潮受孕生男孩的可能性大，反之，生女孩的可能性大。

做愛姿勢影響寶寶性別

Y精子耐力較差，游不了太遠。因此如果想生男孩，應該採用插入較深的結合姿勢，直接把精子送到「妹妹」身邊。如果想要女孩最好以淺插入的姿勢，讓射出的精子在弱酸性環境停留一會兒，讓不適應弱酸性環境且耐力較差的Y精子淘汰掉，剩下的X精子就可以順利和卵子約會。

以上幾種方法綜合運用，可以有一些程度的影響寶寶的性別。此外，適量的運動

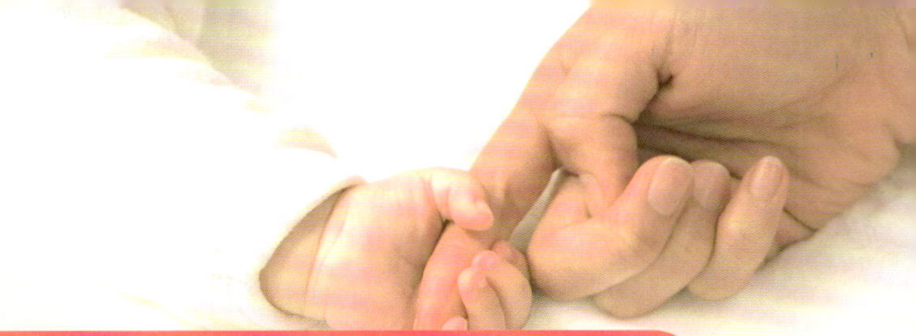

小叮嚀

孕前準爸爸的生理準備

優質的精子	＊ 影響男性精子的十大殺手分別是：食品包裝、化妝品、汽車尾氣、菸酒、雌激素、微量元素、溫度、藥物、噪音、輻射、毒品。根據這一研究結果，男性朋友們在準備要寶寶之前，需要對照著改善自己的生活方式和身體狀況。盡量少接觸化學製品、汽車尾氣，戒菸戒酒，注意補充微量元素，不蒸三溫暖和泡熱水澡，不濫用藥物、不吸毒，盡量避免輻射和噪音環境。
必要的營養儲備	＊ **蛋白質**：準備孕育一個健康的寶寶，男性需要重視蛋白質的補充。富含優質蛋白質的食物：雞蛋、牛奶、堅果、豆類、豆製品等。 ＊ **微量元素**：微量元素是影響精子品質的因素之一，準備要寶寶的爸爸們需要注意在飲食中補充必要的微量元素，為未來寶寶的健康打下堅實的基礎。微量元素主要包括鋅、硒、銅、鈣和鎂等，其中最重要的就是鋅和硒。含鋅較高的食物：穀類胚芽、芝麻、核桃、花生、粗糧等；含硒較高的食物：海帶、紫菜、薺菜、大蒜、蘑菇等。 ＊ **維生素**：維生素是男性生殖生理活動必需的，水果和蔬菜是補充維生素的最好食物。 ＊ **適量的脂肪**：脂肪的缺乏會造成男性的性欲下降，因為性激素主要是由脂肪中的膽固醇轉化而來。同時，脂肪中還含有精子生成所需的脂肪酸，所以準備做爸爸的男性要注意脂肪的適量攝入。蛋富含膽固醇，食用的花生油、玉米油等也是脂肪補充的好來源，但一定要注意適量。脂肪過多會影響男性的睪丸健康，不利於睪丸的散熱，而熱量正是精子的一大殺手。
合理的體重	＊ 過胖或過瘦都會對生育有所影響。可以參照前文提到的BMI指標，合理控制自己的體重。

yes! 準爸爸不宜穿牛仔褲

* 很多專家都指出，男性在備懷孕期間間不要穿牛仔褲。緊身牛仔褲不但壓迫男性生殖器官、影響睾丸正常發育，還因不透氣、不散熱，而不利於精子的生存；前文中提過，高溫是精子的一大殺手。

可以有效的改善酸性體質，想要男孩子的夫妻不妨試一下。當然，所有的事情都不是絕對的，不敢保證百分之百成功。

不管男孩或女孩，都是爸爸媽媽的愛情結晶，都是爸爸媽媽的寶貝。我們可以根據自己的偏愛運用科學的方法去影響孩子的性別，但千萬不要把賭注都押在這些方法上，否則一旦不準確會非常失望。對孩子的性別有過高的期望，對孩子實際上是非常不公平的。

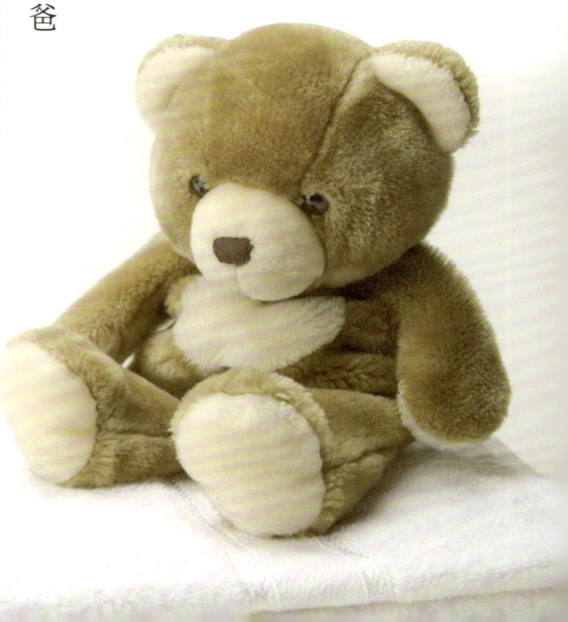

備孕中常見的問題

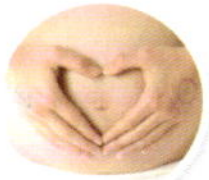

懷孕前熬夜對備孕有影響嗎？

多種性激素都是在熟睡狀態下才能產生，而且時間一般在晚上十點至凌晨六點，如果長期熬夜，會對卵子和精子產生非常不利的影響。另外，長期熬夜會造成免疫力下降，影響身體健康。

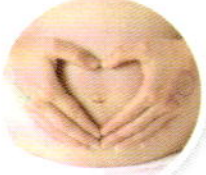

我該何時告別菸酒和藥物？

通常醫生會建議提前半年戒菸戒酒、慎服藥物。因為菸草中的有害物質會影響女性正常的生理功能，造成內分泌紊亂，月經不調等問題。酒精會影響女性體內微量元素鋅這一生育的必要物質的吸收，和菸草一樣會影響女性的正常生理功能，影響卵子的品質。

吸菸有可能造成男性不育，並增加生出畸形兒的可能性。經常飲酒特別是酗酒會造成男性生育能力低下，還會影響男性的生殖系統健康。醉酒一次，男性的精子想要恢復到健康的狀態，至少需要三個月，這也是醫生建議提前半年戒菸酒的原因。

備孕前半年，在夫妻雙方服用藥物時就應該諮詢專業醫生和藥師，和他們講明正在備懷孕期間，諮詢下是否可以服用這類藥物。但也切勿盲目戒藥，有些疾病還是需要藥物治療的，前提是一定要在醫生的指導下服用。

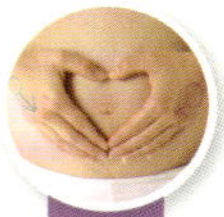

不能喝含有咖啡因的飲料嗎？

咖啡因會影響人體對鐵、鈣等微量元素的吸收，還會改變女性雌激素、孕激素的比例，經常喝咖啡的女性患不孕症的機率更高。準備懷孕的朋友最好能戒掉咖啡和含咖啡因的食品及藥物。

生出健康的寶寶的飲食習慣

想要寶寶的夫妻，雙方都需要清楚自己的身體是否健康，營養是否充足，環境是否適宜等等。健康的身體不僅需要吃出來，還需要夫妻雙方透過運動增強體質，同時還要杜絕環境對將來的備孕媽媽和未來寶寶造成的不利影響，而且孕前的身體檢查也是必須的，並且要諮詢一下專業醫生的意見。

因此，女人在懷孕前，一定要注意孕前的營養，孕前的營養是孕育健康寶寶的基礎和前提。

基礎營養的補充

關於食物補充營養物質，女性在準備懷孕的前三個月就要開始多吃蛋類、豆類及豆製品、新鮮蔬菜、時令水果等，這些食物脂肪含量適中，可以很好的補充想要寶寶的媽媽們所必須的蛋白質、脂肪、維生素和微量元素等。

孕前和整個懷孕期間的食物，貴在天然和新鮮，蔬菜水果最好吃應季的。同時避免使用油炸等不健康的烹調方式，而盡量採用蒸煮等健康的烹飪方式，可以讓女性更好地吸收食物中的營養。

孕前需要補充的營養物質

想要寶寶的女性最好去醫院進行一次微量元素測定，以確定自己缺乏哪一種來進行有針對性的補充。

＊**葉酸：**葉酸的服用週期是孕前三個月和懷孕的最初三個月。葉酸是預防胎兒神經管畸形的微量元素，葉酸的日攝入量應該是四百微克。葉酸攝入量不可過多，如果過多會影響人體對鋅的吸收，缺鋅會影響胎兒的智力發育。

＊**鈣質：**整個懷孕期間對鈣質的需求非常大，很多準媽媽在懷孕期間都會出現因為缺

鈣而抽筋的現象。孕前就應該開始補充鈣質，可以透過食物補充，如果量不足，就需要服用補鈣類的藥品或保健品。

＊**維生素E：**又稱生育酚。生育酚能促進性激素分泌，使男性精子活力和數量增加；使女性雌性激素濃度增高，提高生育能力，預防流產，可以在醫生的指導下補充維生素E。由於維生素E具有使女性雌性激素升高的作用，不可隨意食用。

＊**碘：**碘對孩子的大腦發育、身高發育等都有影響。由於胎兒二十周以後才有合成甲狀腺的能力，因此孕前和孕後補充碘都非常重要。

＊**鐵：**很多孕媽媽在懷孕期間裡都會出現不同程度的貧血，貧血嚴重不但會危害準媽媽的健康，還會威脅到胎寶寶的安全，如早產、胎兒發育不良、胎兒宮內窘迫等。因此孕前就開始適當的補鐵，可以避免懷孕期間出現貧血的情況。

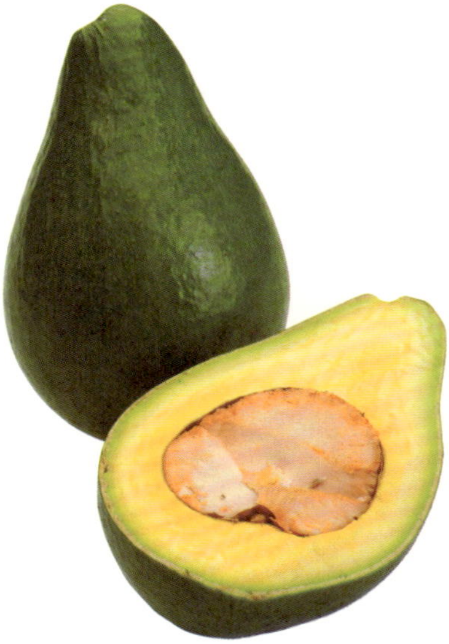

yes! 孕前營養注意事項

＊ **少吃胡蘿蔔調月經：**胡蘿蔔含有大量的胡蘿蔔素，是一種很有營養的蔬菜。但是過量的胡蘿蔔素會影響卵巢的黃體素合成，分泌減少，有的甚至會造成無月經、不排卵、月經紊亂。

＊ **聰明吃外食：**孕前和懷孕期間要盡量少在外面吃東西，外食含油量大、添加劑多，對健康不利。如果在應酬的場合或嘴饞時，偶爾的外食也可以吃。在吃的時候盡量選擇有保障的餐廳，食用健康少油的食物，不能喝酒。

＊ **適當的飲水：**保證每天的飲水量，不要喝咖啡等富含咖啡因的飲料，不喝瓶裝甜飲料。多喝白開水、鮮榨果汁等。

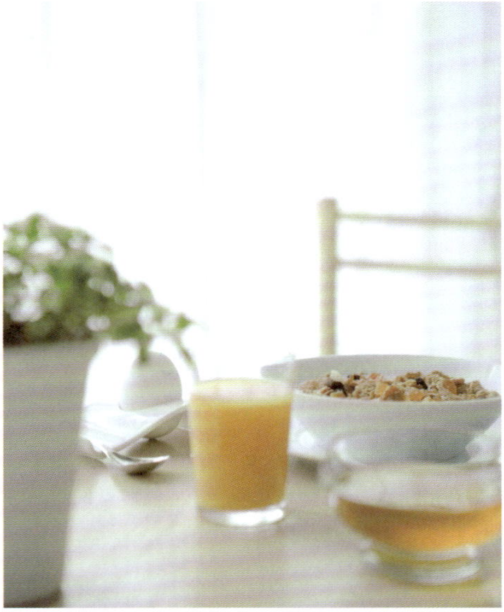

我的身體夠健康嗎？

很多夫妻認為自己身體健康，而忽略了孕前檢查。孕前檢查非常重要，不容忽視。

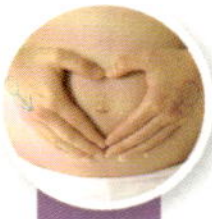

為什麼要做孕前檢查

孕前檢查是指夫妻準備生育之前到醫院進行身體檢查，以保證生育出健康的寶寶，從而實現優生。

選擇什麼樣的醫院

專業的婦產醫院、婦幼保健院、一般正規醫院都可以進行孕前檢查。即便有的醫院沒有孕檢套餐，瞭解自己需要檢查的專案，到相應的科室讓醫生進行相應的檢查

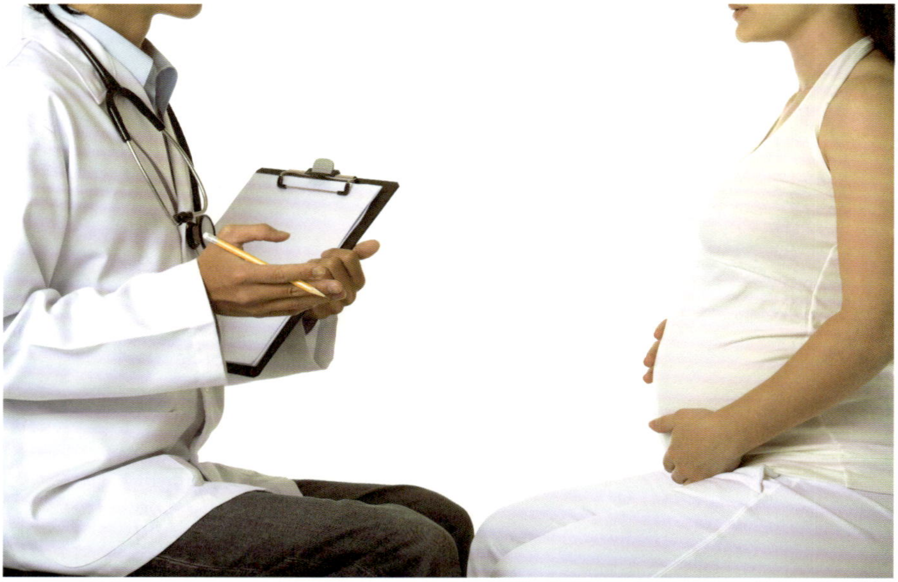

就可以了。

什麼時候做孕前檢查最合適？

孕前檢查最好在懷孕前三到六個月。但如果想要寶寶的爸爸媽媽準備接種有關的疫苗，則需要提前做相關的檢查，比如肝疫苗就需要在孕前十一個月接種。

孕前要進行口腔檢查

孕婦由於內分泌的改變，飲食、生活規律的變化，若不注意口腔衛生非常容易患上妊娠性牙齦炎，還會直接影響胎兒的健康發育。妊娠期治療牙齒疾病用藥、治療等都很受限制，會給孕媽媽造成極大的痛苦。所以，最好在懷孕前做一次全面的口腔檢查和治療，防患於未然。

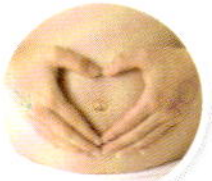

連續三個月，觀測基礎體溫

測基礎體溫的目的就是更準確的把握女人的排卵期。基礎體溫是指人經過六至八小時的睡眠以後，比如在早晨從熟睡中醒來，體溫尚未受到運動飲食或情緒變化影響時所測出的體溫。基礎體溫通常是人體一晝夜中的最低體溫。

月經第一天開始，基礎體溫一般保持在一個較低的溫度，而排卵期開始，體溫則會平均增高攝氏〇・五度，然後一直保持較高的水準。如果沒有懷孕，則在月經來潮的當天基礎體溫會下降。準備懷孕的女性，可以在床頭放一支體溫計，每天睡醒在不說話、不起床時先測一測，持續測三個月，就可以有效的把握好自己的排卵週期。

我該做些什麼樣的運動增強體質

運動可以改善血液循環，增強身體素質。血液循環好了，就可以改善現代職業女性久站、久坐造成的骨盆腔供血不足，有助於順利懷孕。另外，血液循環好，供養充足，更有利於胎兒的發育。孕前運動還可以增強媽媽的體力，為整個懷孕期間和分娩打好基礎。

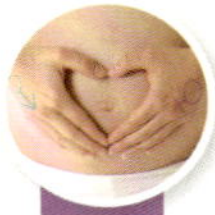

懷孕前可以做哪些運動？

* **腰腹運動**：仰臥起坐，游泳等，可以鍛煉女性的腰腹力量，為支撐整個懷孕期間和生產打好基礎。
* **慢跑**：增強心肺功能，為懷孕後期的「大腹便便」和生產時的心肺負擔做好準備。
* **排球**、**羽毛球**：都是不錯的運動項目，有趣又健身。
* **瑜伽**：瑜伽可以幫助舒活筋骨，調節心境，很好的選擇。

* **跳繩**：也是不錯的運動，但要合理控制運動量。
* **散步**：散步是最簡單、最舒服的運動，晚飯後晚風徐徐中挽著老公散步，浪漫又健身。

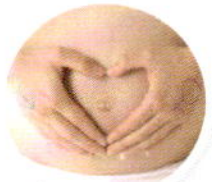

孕前運動的注意事項

* 孕前不適宜做運動量過大、危險性高的運動，以免造成運動傷害，影響懷孕計畫。
* 要根據身體情況選擇運動。
* 要控制好運動量，避免運動傷害。
* 不要把運動當成負擔，要快樂的做運動。
* 要循序漸進地運動，不能進度過快。
* 要注意安全。
* 經期不可以進行仰臥起坐和大運動量的運動。

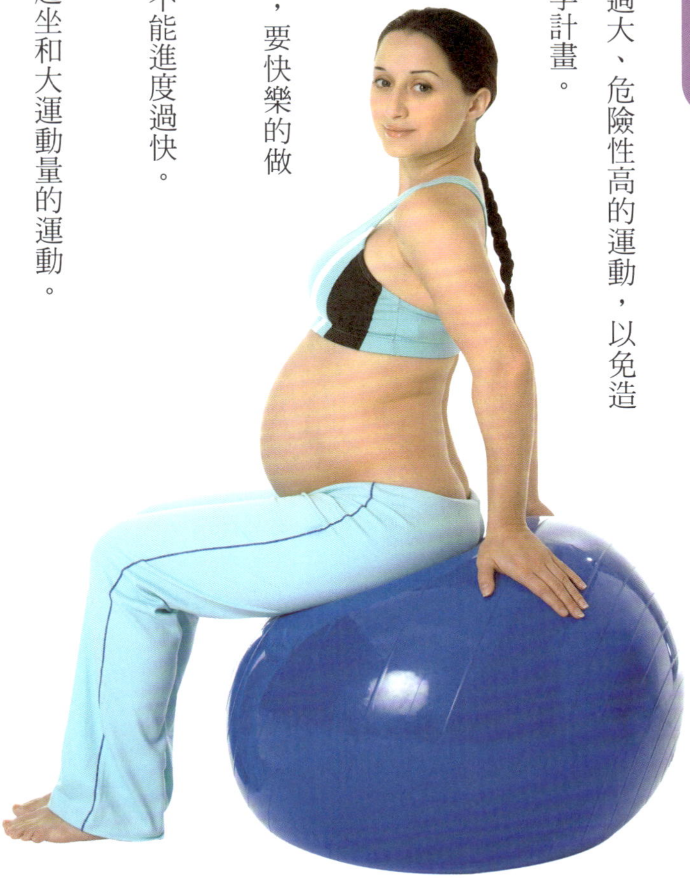

我的生活環境適合懷孕嗎？

懷孕前需要調換工作嗎？

溫度過高、振動劇烈、噪音過大、電離輻射以及工作環境中存在化學物質、重金屬、放射線等，這樣的環境都不適宜女性懷孕，因為可能會導致流產、早產、胎兒畸形等。如果你處於這樣的工作環境之中，準備懷孕時就需要考慮暫時調換工作崗位。

另外，如果你的工作需要經常出差、經常加班，超過正常的身體負荷，會讓你感到非常勞累，也最好調換一下工作，以保持最佳的體力迎接寶寶的到來。

必須要與所有化妝品絕緣？

化妝品中或多或少含有鉛等有害物質，這些物質極有可能通過皮膚滲透至血液繼而影響到胎兒健康。準媽媽過度使用含鉛的化妝品，極有可能造成寶寶患上多動症、貧血等疾病，嚴重的還會造成寶寶智力低下。而且這種危害在人體的血液循環中需要較長的時間才能代謝完畢，因此，準備懷孕的女性最好在孕前三個月就停止使用化妝品。

如果你的工作要求必須要化妝，盡量使用成分天然、不含鉛或含鉛量低的化妝品，要化淡妝，避免濃妝豔抹，不要畫口紅和唇彩。不染燙頭髮，不塗指甲油和定型慕絲。

護膚品一般分為保濕、美白和抗衰老三大類。保濕類護膚品相對安全，準媽媽可以使用。美白護膚品一般都還有鉛等有害物質，抗衰老護膚品都含有激素，不宜使用。最安全的護膚品就是嬰兒使用的護膚品，準媽媽可以放心使用。

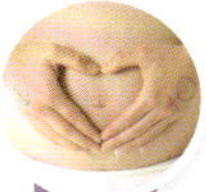

為了寶寶，不能養寵物嗎？

與寵物的相處一定要謹慎。寵物體內危害最大的是弓形蟲，弓形蟲容易讓胎兒患上白內障、腦內鈣化、腦積水、小頭畸形、智力障礙、黃疸和肝脾腫大等嚴重疾病，而且容易在懷孕期間造成流產。

貓是弓形蟲的宿主，感染弓形蟲的貓會通過糞便把弓形蟲傳染給人類。養寵物的女性懷孕前應到醫院進行有關檢查，主要是檢測體內有沒有感染弓形蟲。如果檢

準爸媽的百寶箱

yes! 孕前睡眠需知

* 要調整好睡眠時間，早睡早起，不要熬夜。
* 要營造舒適安靜的睡眠環境。

測顯示你已經感染過弓形蟲，就可以安心的留下寵物，因為你的體內已經對弓形蟲有了抗體。如果顯示你從未感染過，最好帶自己的寵物去醫院做一個健康檢查，如果寵物已經感染過並已經痊癒，也是非常安全的。

如果準媽媽和寵物都沒有抗體存在，就需要在懷孕期間內注意小心的餵養寵物，不接觸寵物的糞便，接觸寵物後及時洗手，並盡量限制寵物的活動範圍。只要提前防範、注意衛生、科學餵養，懷孕期間和寵物和諧相處完全沒有問題。如果準媽媽在懷孕的前三個月查出感染弓形蟲，需要考慮終止妊娠。

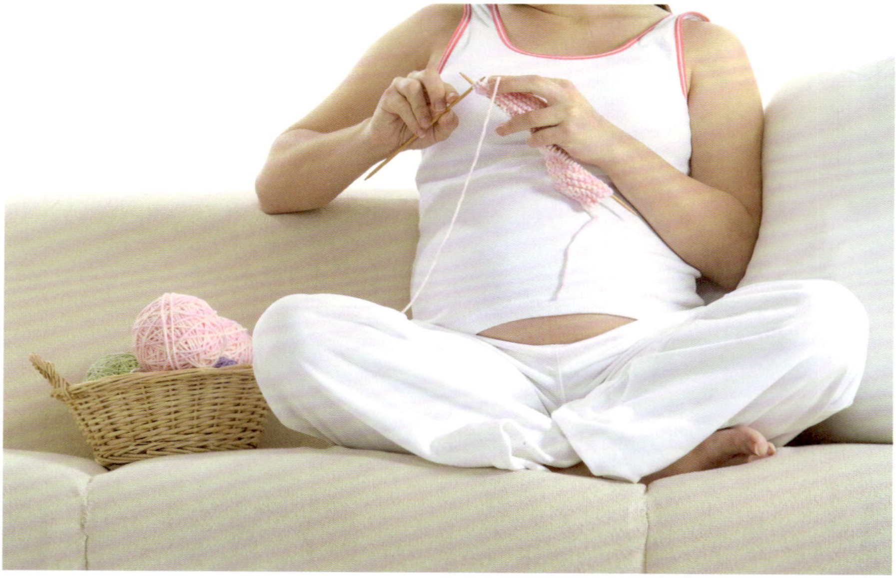

影響生育的因素

每一對夫妻都想生一個健康的寶寶，每一位父母都希望自己的孩子健康成長。有充分的身體、心理、營養準備之後，要選擇最佳的受孕年齡、季節、時機，來增加優生優育的概率。

＊**最佳受孕年齡：**一般在女性二十五至三十歲，男性二十六至三十歲。這個年齡範圍內，夫妻雙方會擁有很好的精力和體力，身體各方面的健康狀況也相對較好。這個年齡的男性和女性，性發育成熟，擁有高品質的精子和卵子，為孕育健康寶寶打下很好的基礎。三十五歲以上的產婦，由於生理機能的下降，會增加流產、死胎和唐氏症候群胎兒的機率。

＊**最佳受孕季節：**在五到七月，避免在初春或深冬季節。從寶寶的角度來講，準媽媽在五到八

準爸媽的百寶箱

yes! 預產期推算需知

＊計算預產期只需在末次月經第一天加上九個月零一周（兩百八十天）即可。例如：末次月經是一月一日，加九個月為十月一日，再加一周（七天），為十月八日。

月懷孕，在來年的三到五月生產，這時的季節和氣候非常適合寶寶的成長和護理，適宜的氣溫為寶寶進行充足的戶外活動提供了便利。從準媽媽的角度來講，五到七月各種傳染類疾病比較少，規避了感染的風險。此外，這個季節的水果、蔬菜供應充足，而水果蔬菜能為準媽媽補充充足的葉酸，避免因為葉酸攝入不足產生的各種疾病。

＊ **理想的受孕日：**一般應安排在月經週期第十四天左右同房。這一時期排卵的可能性最大，並可以通過排卵試紙、唾液觀察、基礎體溫、白帶狀況四種方法協助判斷排卵期，提高受孕的成功率。

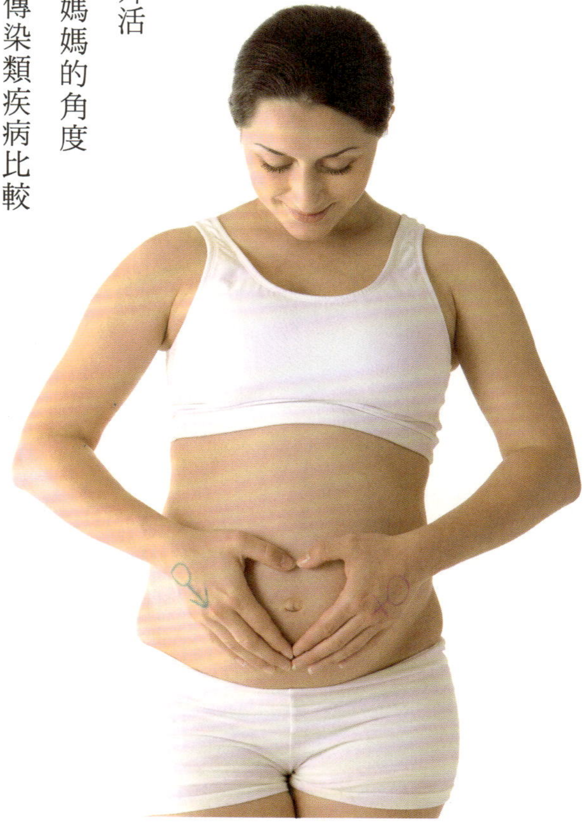

PART

2

十月懷胎的完美指導

十月懷胎，孕婦需要瞭解許多孕期知識。
孕期中，你想知道什麼，不知道什麼，需要知道什麼？
這一篇將給予準媽媽們體貼細心的指導，
為準媽媽排除孕育寶寶過程中所有的疑惑和顧慮。

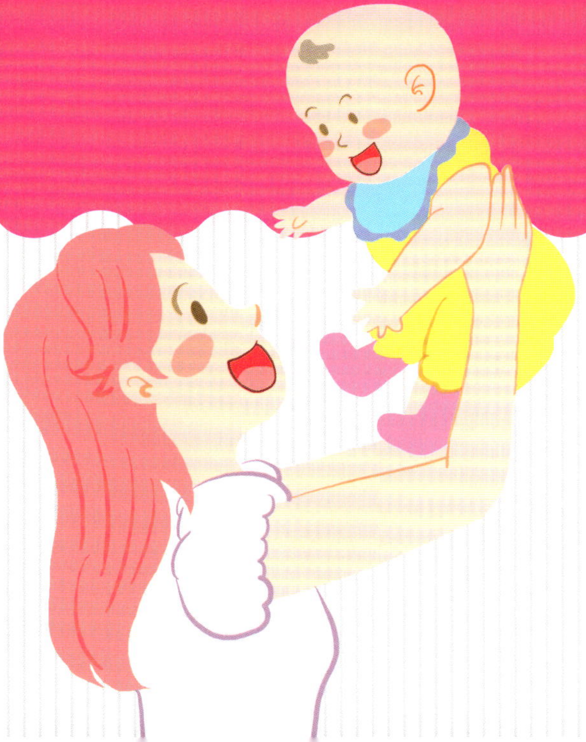

Chapters 1

懷孕初期（一至三個月）

如果懷疑自己懷孕了，可以自己以試孕紙測定，如果測出了懷孕，則必須到醫院檢查。醫生會給你一個結論，同時耐心的告知注意事項。

懷孕初期的妊娠反應

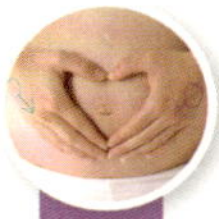

怎麼知道自己懷孕了？

懷孕初期的反應各種各樣，熟悉的懷孕初期妊娠反應就是嘔吐，實際上除了嘔吐之外，在急劇升高的激素作用下，懷孕初期還可能出現如下反應：

● 噁心

戲劇中展現的懷孕症狀一般都是嘔吐，實際上很多準媽媽並不嘔吐，只是非常噁心，想吐又吐不出的狀態。

嘴巴感覺苦苦的

口腔中會有一種很怪的味道，這種味道會讓準媽媽吃飯、喝水都異常痛苦。

睏倦

精神萎靡，打不起精神，感覺全身無力、軟綿綿的。

睡眠障礙

入睡困難，易驚醒，醒來後很難再次入睡，多夢，出現神經衰弱的症狀。

如果你月經推遲，並且伴有上述現象，就必須懷疑自己懷孕了，要去醫院進行檢查來確認自己是否真的懷孕。

懷孕初期的妊娠反應因人而異，也有很多準媽媽懷孕初期的反應非常輕微，甚至意識不到自己已經懷孕了。但無論準媽媽是否有這些反應，懷孕期間都應該特別小心，這樣對於準媽媽和寶寶的健康都是非常重要的。

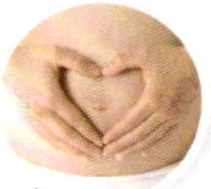

懷孕會導致心情煩燥？

沒錯，懷孕初期有很多準媽媽都會心情煩躁。激素的強烈變化和懷孕初期的各種身體不適，常常會把準媽媽的心情弄得非常糟糕。準媽媽在懷孕初期心情莫名的煩躁是很正常的，不要隨便懷疑自己不正常。

很多準媽媽在懷孕初期心情都會變得異常焦慮。由於身分的轉變，準媽媽一下承擔了孕育生命的重任，自然會對寶寶的健康和安全格外的擔心，這種擔心極可能引起準媽媽的煩躁情緒。

懷孕初期是整個孕期非常關鍵的時期，寶寶健康狀況很大程度上受這個時期的影響，因此會讓剛剛懷孕的準媽媽有沉重的心理負擔，造成情緒的不穩定。感冒了會不會影響寶寶的安全？肚子痛是不是寶寶出了狀況？體溫升高了，是要感冒嗎？體溫降低了，是不是黃體不足了呢？

此外，剛剛懷孕的準媽媽，對於未來生活的迷茫，對於自己是否能安全的孕育寶寶的懷疑，也會造成情緒的煩躁。這都是非常正常的，完全不必擔心。

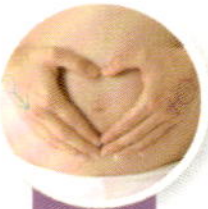

面對這些，我該怎麼做呢？

身體不適，心情煩躁，準媽媽需要從身體和心理兩方面及時調節自己，因為懷孕初期的身體和心情關係到寶寶的健康發育，非常重要。

yes! 懷孕初期的心理調節與必備品

* 多想想肚子裡的寶寶，他是你和老公的愛情結晶，為他吃些苦，值得。
* 看些輕鬆的書籍、影視作品、娛樂節目，讓自己開心起來。
* 心情實在不好時，就大哭一場，及時宣洩不良情緒，但要適度，要讓自己哭完心情變好，而不是變得更糟。

確認懷孕後，以下物品一定要立刻準備：

物品	用途	如何挑選	備註
平底鞋	防止摔跤	一定要舒服，合腳。	孕期一定不要穿高跟鞋。
純棉內褲	清爽透氣	寬鬆款式。	勤洗勤換。
純棉內衣	保護乳房	寬鬆一些。	一定不要穿很緊的內衣。
鬆緊帶的褲子	保護子宮	舒服的布料。	褲子要寬鬆一些，不要勒著腰部。
防輻射服	保護寶寶	要有品質保證的品牌。	選擇深色的，因為輻射服不能經常清洗。

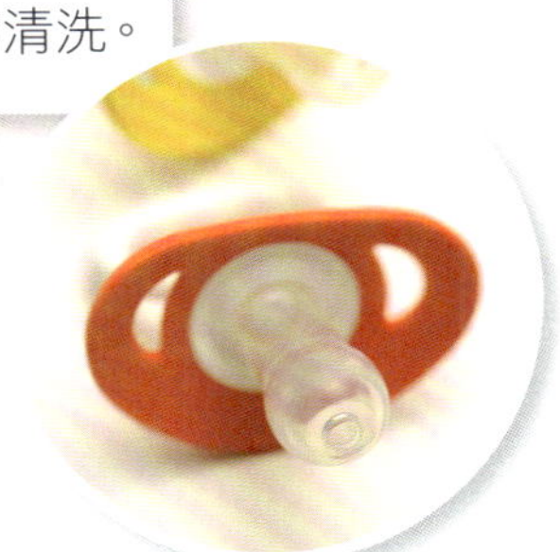

緩解懷孕初期應帶來的身體不適，主要就是透過調整飲食，多吃些健康、開胃的食物，刺激食欲。多休息，不要讓自己過於勞累。

心理方面要正視懷孕初期的心理變化，不要輕易否定自己，調適自己的心理狀態，讓自己積極開朗起來。

懷孕初期的營養儲備

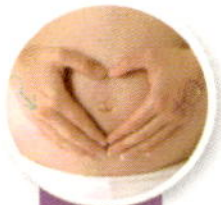

什麼可以吃，什麼不可以吃？

嘔心嘔吐，食欲不振，甚至體重會不升反降，會讓很多準媽媽非常擔心，吃不下飯還經常嘔吐會不會造成胎兒營養不良？

懷孕初期，寶寶只是一個小小的胚胎，母體自身的營養儲備足夠寶寶發育所用，所以這時準媽媽的身體素質和孕前的營養儲備就顯得格外重要。即便如此，準媽媽還是應該盡量吃些東西，一是準媽媽自己也要保證身體健康，二是為將來的孕期打好基礎。

懷孕初期的膳食，吃些容易消化、清淡少油膩、營養豐富、符合孕婦口味的食物，堅持少量多餐的原則。多吃新鮮蔬菜和水果、豆類及豆製品、牛奶、雞蛋類等，如果牛奶喝起來會造成很大的反應，也可以改喝優酪乳。堅果類的食品是懷孕初期不錯的選擇，營養豐富，特別適合孕吐比較嚴重的準媽媽。但如果孕媽媽嘔吐劇烈，應及時到醫院就診。

懷孕初期準媽媽的飲食，應該保持健康、天然、清淡，避免添加劑過多的食物、油炸食品、辛辣刺激、咖啡、濃茶、味精、香料、醃製食品等都不要食用。懷孕初期並不需要格外的進補，沒必要讓本就不舒服的腸胃承擔過多的負擔。

即便準媽媽沒有噁心嘔吐的反應，懷孕初期也不用過度進補造成體重飆升，使之後的孕期生活帶來不必要的負擔。而且過度補充脂肪、蛋白質、鈣質，還會妨礙胎兒的健康發育。

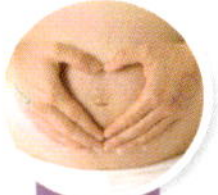

懷孕初期飲食的注意事項

孕期勿食山楂

懷孕初期的噁心、嘔吐、食欲不振，讓很多準媽媽都想吃些酸味的食物。但中醫認為，山楂具有活血化瘀的食療作用，同時有收縮子宮平滑肌的作用，容易引發流產，孕期內不要食用。

孕期勿抽菸飲酒

直到生產，準媽媽都不要抽菸飲酒。孕前抽菸喝酒對懷孕會造成不利影響，整個孕期抽菸飲酒的危害同樣存在。孕期中，孕婦如果吸菸，有可能造成胎兒畸形，如唇顎裂等，吸菸還會影響寶寶未來的智力和精神狀況。此外，準媽媽還要注意躲避二手菸，二手菸的危害同樣很大。準媽媽在妊娠期飲酒會影響寶寶的智力發育，增加生出智力障礙的寶寶的機率。

孕期飲食切勿極端

除了絕對禁止食用的東西外，其他食物都是有利有弊。孕期飲食主張均衡，再有營養的東西也不能過量食用，適度就好。

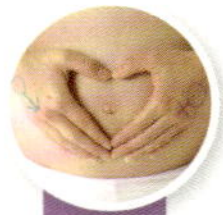

準媽媽的一周食譜

準媽媽應該保證每天吃水果、蔬菜以補充維生素和微量元素，食物中應該還有一定的蛋白質、脂肪、碳水化合物，主食方面也要多樣化，左頁的一周食譜僅供參考。

此外，懷孕初期的準媽媽在兩餐之間可以吃一些新鮮的時令水果，但一定要注意要在餐前兩小時、餐後一小時食用。臨睡前可以喝一杯牛奶，但如果孕吐反應嚴重，就不

準媽媽的一周食譜

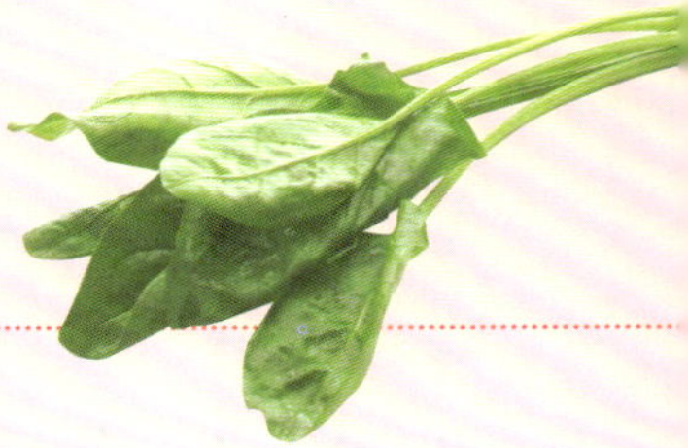

星期一	早餐	小饅頭二個、小米粥一碗、拌黃瓜。
	中餐	米飯二小碗、紅白豆腐、蛋羹一個、香菇湯。
	晚餐	小花卷一個、燒茄子、銀耳蓮子羹。
星期二	早餐	麵包一個、大米粥一碗、煎蛋一個、爽口青菜。
	中餐	米飯二小碗、木耳炒雞蛋、醋溜白菜、冬瓜湯。
	晚餐	蒸紅番薯一個、玉米粥一碗、海帶湯。
星期三	早餐	雞蛋湯麵一碗、炒芥蘭。
	中餐	玉米發糕二塊、紅燒土豆、蒜蓉油麥菜、玉米羹。
	晚餐	米飯二小碗、乾煸豆角、番茄蛋花湯。
星期四	早餐	麥片粥一碗、饅頭一個、酸黃瓜、煎蛋一個。
	中餐	糙米飯一碗、香菇燒豆腐、地瓜葉、紫菜雞蛋湯。
	晚餐	餡餅一個、醬爆青筍、菠菜湯。
星期五	早餐	桃仁芝麻花生粥一碗、包子二個、水煮雞蛋一個。
	中餐	綠豆飯一碗、清炒豇豆、紅燒香菇、粉絲小白菜湯。
	晚餐	蒸紅番薯一個、素炒蒜苗、番茄湯。
星期六	早餐	蔬菜粥、饅頭一個、涼拌菠菜。
	中餐	紅豆飯二小碗、蔥花拌豆腐、香菇油菜、鮮菇湯。
	晚餐	小米粥一碗、小花卷一個、涼拌時令蔬菜、番茄炒蛋。
星期日	早餐	地瓜粥、蛋餅一個、爽口青菜。
	中餐	米飯二小碗、清炒山藥、松子玉米、白菜豆腐湯。
	晚餐	餛飩、水果沙拉。

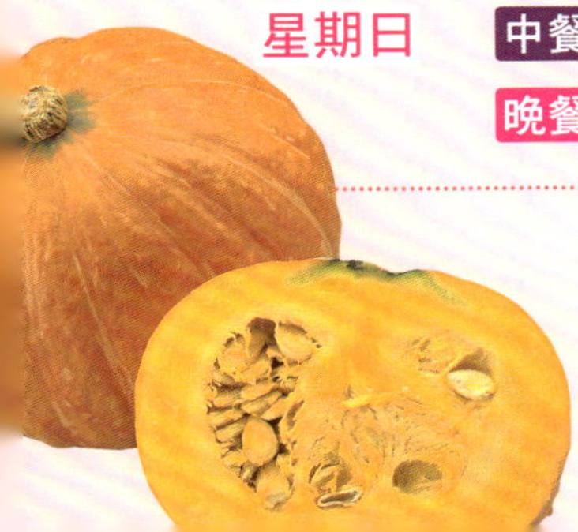

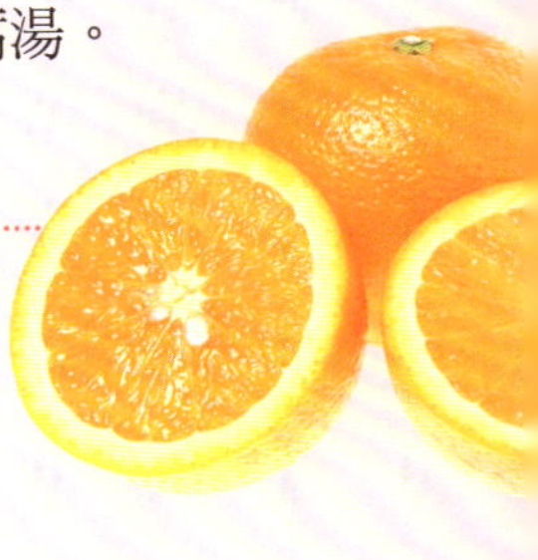

必勉強自己必須喝，可以用優酪乳代替。

醫生告訴我這樣做

＊切不可亂用藥物：懷孕初期是胎兒形成的關鍵時期，千萬不能亂用藥物，避免胎兒發育畸形。

＊保健品合理適量：懷孕初期準媽媽並不需要過多的營養，正常飲食完全可以供胎兒發育所用。如果孕吐反應過重，可以在醫生的指導下服用一些對懷孕安全的藥物。

懷孕初期的疾病與日常護理

懷孕初期是胎兒各器官分化發育的時期，到了十二週後期，也就是懷孕初期結束的時候，所有主要器官系統均已逐漸形成。所以，懷孕初期是胎兒發育的關鍵時期，也是最敏感和容易發生畸形的時期。

懷孕初期如果準媽媽感染了具有傷害胎兒發育的病毒，會對胎兒造成嚴重的影響，準媽媽切不可掉以輕心。

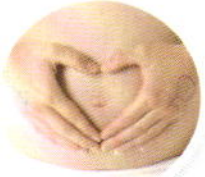

生病了怎麼辦？

懷孕初期不能生病，但偏偏很容易生病。孕吐反應、心情煩躁，很容易讓新手準媽媽身體不適而生病。

懷孕初期最容易患上的疾病就是感冒和腹瀉，這些都與孕吐反應以及孕吐反應導致的腸胃不適、休息不夠有關。生病了怎麼辦？最簡單也最正確的方法就是看醫生，需要強調的是一定要和醫生表明你是一個孕婦，讓醫生選擇可以使用的藥物和治療方法。

很多準媽媽生病後不願意去醫院就診，一是擔心醫院傳染病多，擔心小病變大病，二是擔心使用藥物會傷害寶寶。正規醫院都會根據準媽媽的身體狀況和懷孕的事實，選擇合理的治療方法。如果不去醫院靠自身的能量和疾病

準爸媽的百寶箱

yes! 懷孕初期飲食要點

* 合理攝入各類營養物質，不可過量。
* 需要注意鐵、蛋白質等營養物質的補充。
* 食材一定要新鮮，只吃當季的水果和蔬菜。
* 盡量使用天然的烹調方式，少用煎炸的方式。
* 飲食豐富多樣，利於吸收，營養要全面。

對抗，很容易加重病情，對寶寶更不利。比如病毒性感冒，如果不及時治療，病毒很容易傷害到寶寶的健康發育；懷孕初期準媽媽發燒，則有可能對胎兒的腦部發育造成傷害。

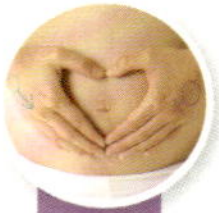

懷孕初期準媽媽的健康手冊

* **注意休息：**準媽媽容易精神不好，睡眠不好，因此更要注意休息。
* **多喝水：**準媽媽一定要保證每天的飲水量，足量的水分可以加速新陳代謝，尤其是生病時，更要多喝水，加速排毒。但需要注意的是，飲水不可過量，過量會造成腎臟負擔。
* **盡量不畫彩妝：**關於懷孕初期可不可以畫彩妝，專家們一直都有爭議，對於這些有爭議的問題，本著「寧可信其有」的原則，準媽媽們能避免就盡量避免。
* **科學飲食：**前面說過懷孕初期的飲食事項，盡量食用開胃、營養、天然的食物。
* **注意衛生：**懷孕初期由於激素的影響，準媽媽很容易患上陰道炎等婦科疾病。如果患病，應及時就醫，並注意陰部的清潔。

yes! 懷孕初期準媽媽保護胎兒的注意事項

* **不穿高跟鞋**：高跟鞋容易對子宮造成傷害，並且容易摔倒而傷害寶寶。
* **穿上防輻射服**：關於防輻射服是否有效、一般的家電會不會對胎兒造成傷害一直頗有爭議。建議準媽媽們買一件，圖個心裡踏實。
* **不做劇烈運動**：劇烈運動會對胎兒造成傷害，懷孕初期準媽媽最好的運動就是散步，即使再著急也不能跑步。懷孕初期的運動必須要聽從醫生的意見，如果你是流產的高危險人群，則要聽從醫院的建議不可以運動，一切以胎兒的安全為重。
* **小心的性生活**：懷孕初期應盡量避免性生活，防止對懷孕初期很脆弱的寶寶造成傷害。

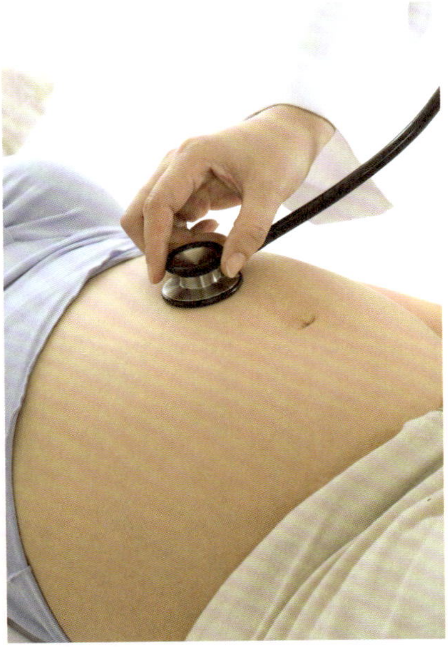

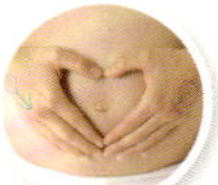

孕初期的嚴禁事項

懷孕初期，寶寶還是一顆小小的胚胎，準媽媽除了討厭的孕吐反應之外，體形不會發生什麼變化。但這一個時期的準媽媽，就一定要肩負起保護寶寶的重要責任。

＊**高溫環境：**高溫會影響胎兒中樞神經的發育，造成畸胎，甚至胎兒死亡。因此，準媽媽在懷孕初期甚至整個孕期都應該避免高溫環境，比如高溫作業、洗澡水過燙、泡溫泉、三溫暖、使用電熱毯等。

＊**亂服用藥物：**多次提到藥物的問題，孕期尤其是懷孕初期藥物的使用一定要格外的注意。很多藥物都有可能致胎兒畸形，嚴重威脅到寶寶的健康。另外一些藥物具有活血作用，容易造成流產。準媽媽在孕期內使用藥物一定要諮詢醫生，不可自己使用藥物。

＊**避免X光的檢查：**身體不適或體檢時，絕對避免X光的檢查。

懷孕初期，準媽媽和準爸爸對於準備寶寶的用品都會非常熱衷，透過這一充滿憧憬和期待以及幸福的「功課」，排遣準媽媽懷孕初期的不良反應，也是非常不錯的選擇。

小叮嚀

懷孕初期準媽媽保護胎兒的注意事項

	事項	原因	備註
準爸爸必須做的	照顧好準媽媽的飲食。	準媽媽孕吐反應很痛苦。	根據準媽媽的口味安排飲食。
	保證準媽媽的休息。	準媽媽容易神經衰弱，沒有足夠的休息。	如果準媽媽有需要，準爸爸可以考慮和準媽媽分床休息。
	疏導準媽媽的不良情緒。	準媽媽的情緒波動會影響到生理健康，嚴重的會導致流產。	採用適合準媽媽的方式，一定要細心、耐心。
準爸爸不能做的	讓準媽媽傷心生氣。	好心情對胎兒和準媽媽都很重要。	多讓著準媽媽，多逗她開心。
	強迫準媽媽吃東西。	強迫準媽媽多吃，會造成腸胃負擔，影響身體的正常代謝。	做適合準媽媽口味的食物，不要強迫準媽媽吃東西。
	頻繁、劇烈的性生活。	胎兒很脆弱，容易造成流產。	盡量減少性生活，或採用別的方法解決生理問題。

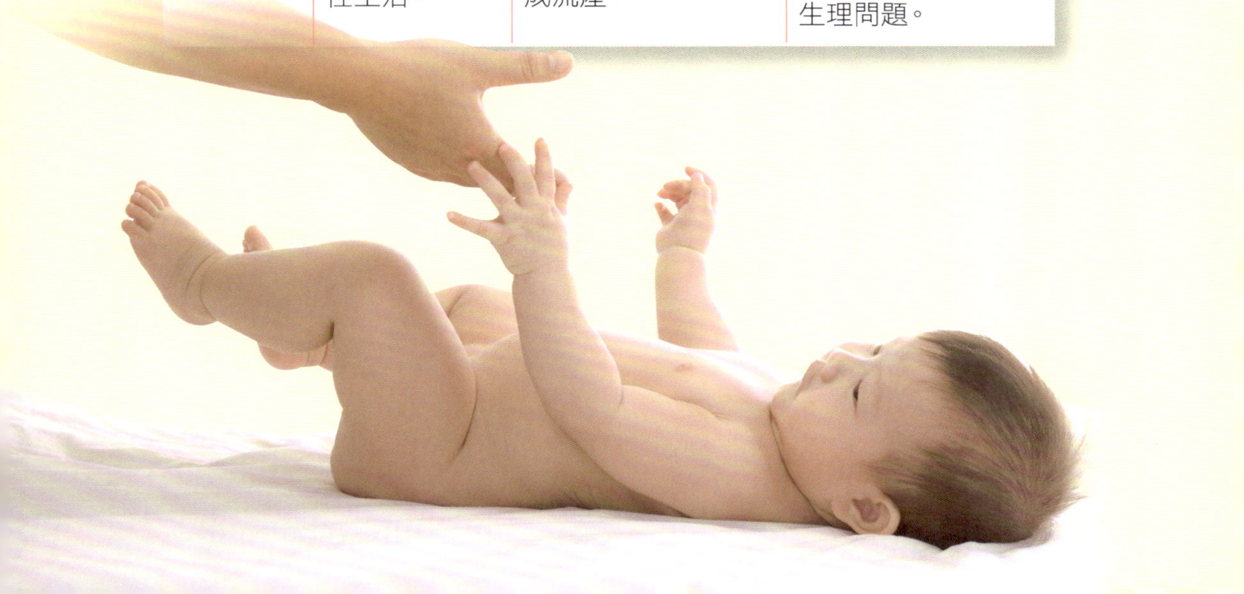

職場準媽媽的備孕手冊

懷孕初期精神萎靡、噁心嘔吐異常難受，身在職場的準媽媽該如何確保在懷孕初期度過工作懷孕兩不誤的職場生活？

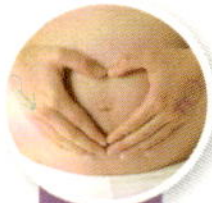

女人懷孕後該不該放棄工作？

全職在家當媽媽的好處是，可以不用每天對著電腦，可以不用勉強自己每天早起，可以踏踏實實地睡到自然醒，可以不用接打手機，可以不用忍受舟車勞頓之苦，可以不用一坐幾個小時的開會，可以不用看人臉色受一些莫名其妙的閒氣，可以不受職場亂七八糟事的影響，可以不把自己捲入複雜的人事紛爭，可以不用想著如何去做好工作讓老闆滿意，可以不用在辦公室裡忍受那些不自覺的同事帶來的二手菸……

而上班的好處可以不把自己弄得時空錯亂，每天在家蓬頭垢面，可以用適當強度的工作讓自己的大腦保持思考的狀態（有研究顯示，準媽媽在孕期多思考寶寶將來就會很聰明），可以讓自己不脫離社會，做個時尚又不失現代感的準媽媽，可以多和身邊生過孩子的同事交流育兒經，可以讓自己的孕期生活更加充實。

凡事都有正反兩個方面，利弊同時存在，究竟如何選擇，還要考慮清楚幾個問題：

看孕媽媽的工作狀態：如果孕媽媽的工作是個人人羨慕的鐵飯碗，薪水雖然不高，但比上不足比下有餘，工作也不累，不用每天東奔西走，天天出差，那大不必為了懷孕而辭職。相反的，如果孕媽媽的工作很不穩定，或工作也很不順心、很辛苦，甚至早就有辭職的想法，那就乾脆辭掉工作，回家安心做個媽媽，等寶寶大了，再出來工作也不遲。

＊**看經濟狀況**：經濟基礎決定一切，有了寶寶就要多一張嘴吃飯，寶寶的奶粉錢還是要賺足。每個孩子都只有一個童年，當父母的肯定會盡力為寶寶打造最完美的生活，如果經濟條件不允許孕媽媽辭職，那還是堅持工作。

＊**看孕媽媽的性格**：如果孕媽媽天生愛熱鬧，那就去上班，在家裡關十個月，一定會關出抑鬱症；如果孕媽媽天生好靜，又容易被周圍的環境影響情緒，那就在家待著。

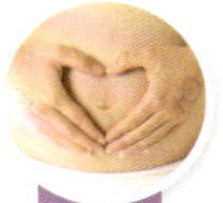

懷孕和工作也可以兩全其美

懷孕初期胎兒比較脆弱，準媽媽的孕吐反應很大，需要特別保護。很多準媽媽擔心懷孕初期胎兒不穩定而不願意告訴公司自己已經懷孕的事實，其實這樣非常不好。如實的告訴公司自己已經懷孕，並表明自己希望得到公司照顧的意願。

懷孕初期最好不要從事過度勞累的工作，盡量不要出差、長時間加班熬夜，避免高輻射、高溫的工作環境。一般正常的工作，懷孕初期的準媽媽足可以正常應對，並不會對工作造成太大影響。

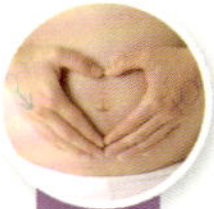

有一些小狀況該如何應付？

懷孕初期狀況一：噁心想吐

噁心嘔吐會給準媽媽的工作帶來一定的影響。準媽媽可以準備一些適合自己、可以緩解噁心症狀的小零食在公司，難受時就吃一點緩解一下；也可以準備一些小食品，少食多餐。

懷孕初期狀況二：精神萎靡不振

懷孕初期準媽媽會覺得渾身乏力、精神不好。職場準媽媽應該晚上早點入睡，中午可以小睡一下，在工作時間提高工作效率，盡量不加班熬夜。

懷孕初期狀況三：情緒容易煩躁

懷孕初期準媽媽情緒會不好，長期這樣會影響工作狀態和同事關係。努力控制自己的不良情緒，並和同事解釋一下情緒不好的原因，相信會得到大家的理解和諒解。

總之，照顧好自己的身體和情緒，懷孕和工作可以兩全其美。

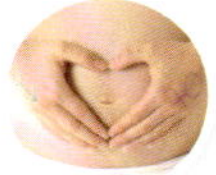

工作對於懷孕的影響

現在的職場給準媽媽們越來越多的關愛，讓準媽媽們在職場中可以遊刃有餘。但準媽媽不可避免的也會因為懷孕給工作帶來一些困擾，我們來一一解決。

我該選用什麼交通方式？

很多準媽媽在孕前會選擇公共交通工具上下班，要換車或路途顛簸，這些在懷孕後會變得不太方便——擁擠和顛簸有可能傷害到胎兒。

正確的應對方案：

1.申請離峰時間上下班；避開高峰時期，避免擁擠。

2.經濟條件好的可以選擇乘坐計程車上下班。

3.自己開車或讓家人接送。

錯誤的方案：乘坐擁擠、顛簸的交通工具。

要出差怎麼辦？

懷孕初期身在職場的準媽媽接到出差的任務該怎麼辦？

正確的應對方案：

1. 如果時間較長、條件較差，盡量和主管商量安排別人，或和同事一起去，以便路上有人照顧。
2. 盡量選擇安全的交通工具。
3. 出差期間要注意多休息。

錯誤的方案：總是認為自己沒問題，盲目逞能。

可以加班嗎？

職場中加班是常事，懷孕初期的準媽媽可以加班嗎？

正確的應對方案：

1. 盡量在工作時間內提高工作效率，避免加班。
2. 如果必須加班，也要注意勞逸結合，不能時間過長，強度過大。
3. 切不可長期連續加班。

錯誤的方案：長期高強度工作，這樣很容易影響到寶寶。

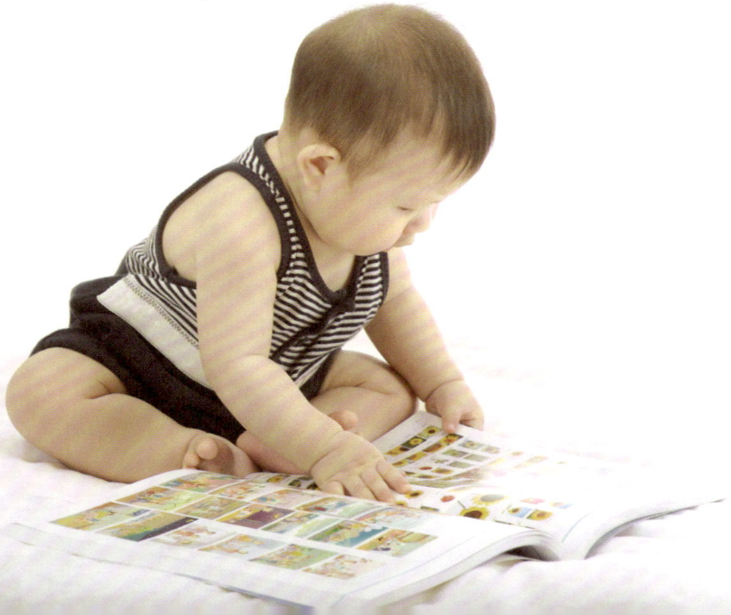

主管不器重我了怎麼辦？

由於身體的原因，很多準媽媽會覺得自己在懷孕初期失去主管的器重，很多重要工作安排給別人，因而感到非常失落。主管的這種安排，可能正是考慮到你的身體狀況而對你格外照顧。

正確的應對方案：

1. 把懷孕當作這一時期的重點工作，心裡要始終想著：一切以寶寶為重。
2. 盡力做好安排給自己的工作，即使那些工作不那麼重要。
3. 在身體允許的範圍內盡可能積極表現，爭取讓主管安排一些自己可以應對的工作。

錯誤的方案：帶著情緒工作，也不可以為了爭取表現而忽視自己的身體和胎兒的安全。

胎兒不穩定時，還要繼續工作嗎？

如果懷孕初期出現流產的徵兆，必須要停下工作立刻休息，除非你想放棄這個寶寶，否則絕不可用胎兒來作為賭注。

正確的應對方案：

1. 立刻去醫院，請醫生開立假條。

2. 按照醫生要求臥床休息，或進行有關的治療。

3. 即使必須要工作，也要注意身體，最好選擇在家辦公。

錯誤的方案：自認為沒事堅持工作，不顧胎兒的安全。

工作時需要久坐怎麼辦？

非常多的準媽媽從事辦公室工作且必須久坐，久坐容易造成骨盆腔供血不足，而且不利於下肢的血液循環。

正確的應對方案：

至少每個小時起來活動一下。

可以在辦公區域扶著辦公椅活動一下全身，注意力度和幅度。

去茶水間倒杯水喝，或去趟洗手間。

錯誤的方案：因為自己無力或沒有精神就更加不願意活動，而長時間在電腦前久坐不起。

使用電腦工作該如何防輻射？

辦公室準媽媽的工作離不開電腦，電腦輻射對於胎兒的危害雖然目前科學界還有爭論，但本著「寧可信其有」的原則，我們還是應該進行相關的應對。

正確的應對方案：

穿防輻射服，選擇有保障的品牌。

盡量使用液晶顯示器的電腦，並盡量遠離主機，不用時可以關閉顯示器；盡量不正對著別人的電腦顯示器和主機的背部。

在電腦旁邊擺放一些仙人掌類植物，並盡量減少使用電腦的時間。

錯誤的方案：長時間毫無保護的暴露於電腦環境中。

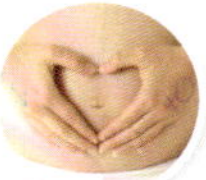

懷孕初期兼顧工作懷孕的決勝方案

* 一切以保護胎兒作為出發點。
* 和主管表明自己已經懷孕。
* 盡自己所能優秀的完成工作。
* 避免長時間、高強度、高輻射工作和高溫、重體力勞動。
* 合理的出差和加班。

yes! 如何選擇防輻射服

* 要選擇有保障的品牌，不要貪圖價格便宜。
* 防輻射服盡量少洗滌，建議選擇比較耐髒的顏色。
* 防輻射服有內穿和外穿兩種，如果你工作的地方對服裝要求很高，建議選擇內穿款；如果要求不高，選擇外穿款，穿脫方便，而且髒了也可以忍受。
* 不接觸電腦和高輻射的電器時可以不穿，避免將有益的磁場同時遮掉。
* 防輻射服不可以過度折疊，以免弄壞裡面的金屬成分，影響效果。

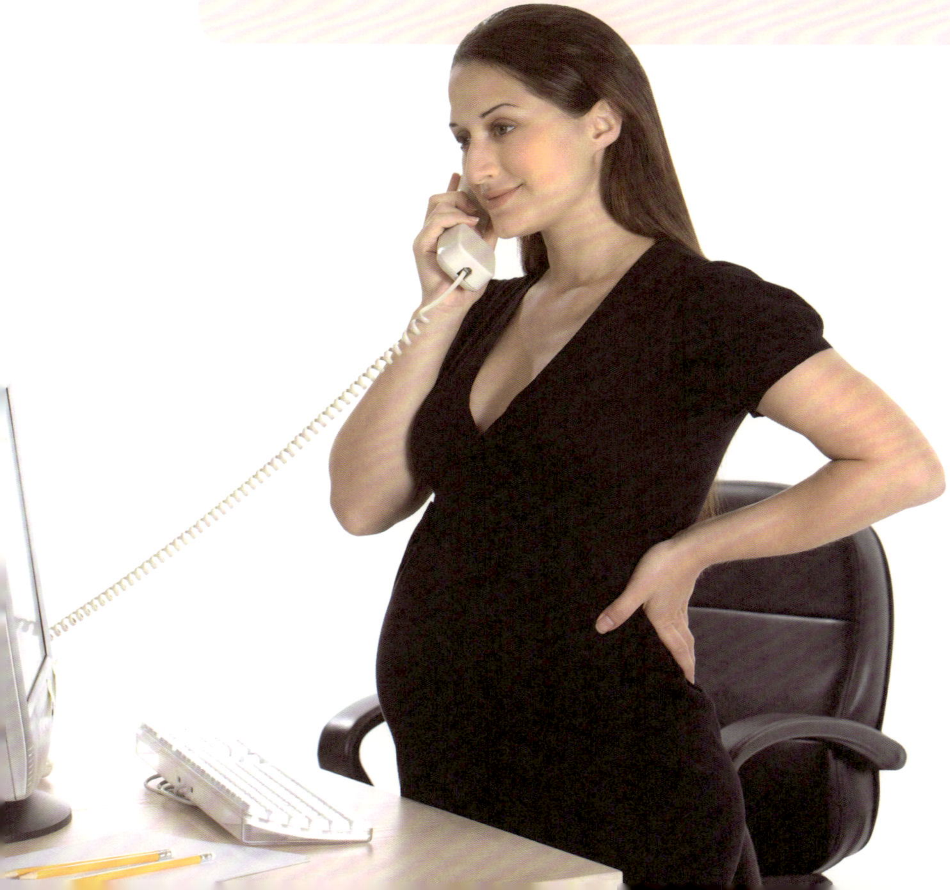

* 多休息，注意勞逸結合。
* 快樂工作，不要因為工作的得失而影響自己的心情。
* 上下班路上注意安全。
* 如果有危險要立刻休息，不能逞能。

準媽媽、準爸爸的「性」福生活

懷孕初期，準媽媽和準爸爸的「性」福生活該怎麼應對呢？怎麼做才能不傷害到寶寶又能照顧到準爸爸、準媽媽的生理需求？

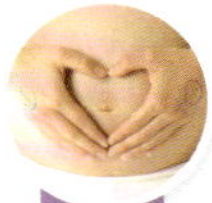

懷孕初期可以維持性生活嗎？

懷孕初期究竟能不能維持性生活，醫學界分為保守派和激進派。

保守派認為懷孕前三個月應避免或減少性生活，因為這時是容易發生流產的時期，尤其是有流產高風險的孕婦。由於在懷孕初期胎盤和子宮壁連接還不太緊密，如果性生活不當，可能會引起子宮收縮造成流產的可能性。此外，懷孕期分泌物增多，外陰部不僅容易潰爛，而且對細菌的抵抗力也減弱，性生活會有細菌感染的可能，症狀加重就有流產的危險。

激進派認為健康的孕媽媽的羊膜囊和子宮肌肉足夠強健，即使使用男上的性交體位，也不會傷害到胎兒的安全。性生活可以促進夫妻感情，幫助孕媽媽調整心情，甚至有利於胎兒的健康發育。

不過，既然有可能傷害到寶寶，就應該盡量避免或減少性生活。如果準爸爸和準媽媽有強烈的生理需求，可以採用合理、安全的方式進行，完全不會影響到夫妻間的感情。

有的準媽媽由於內分泌的變化和孕吐反應，對性生活沒有多大興趣，常常表現出性冷感的情況。對此，準爸爸應該多多理解，避免因性生活的不和諧引發夫妻間的矛盾。但如果準爸爸和準媽媽都對性生活有著強烈的渴望，就盡量採用安全的體位。

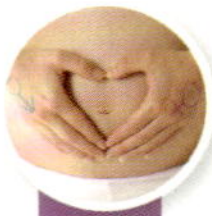

不適宜有性生活的狀況

如果出現如下狀況，就應該立刻停止性生活，以確保胎兒的安全。

如果你在懷孕初期出現任何陰道出血的症狀，建議懷孕期間避免性生活。

如果你有流產史，在選擇進行懷孕初期的性生活時，一定要謹慎，建議你先諮詢醫生。

如果你有陰道感染，應該減少或避免性生活，以免感染加重。

如果你有生殖道畸形之類的問題，應避免懷孕初期性生活。

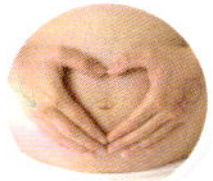

尋找適合自己的性生活模式

如果你是性欲強烈的準媽媽，想「愛」時就要採用安全的體位進行性生活。不管採用何種體位，都應該注意插入的深度和幅度，不能插入太深、強度太大，即便出現了性高潮，也要慢慢抽動，小心變換體位。

側躺：準媽媽和準爸爸都側躺在床上，這樣不會壓到準媽媽的肚子，還不會很累。

床邊：準媽媽可以坐在或躺在床邊，利用床來支撐身體，既不會很累，又不會壓到肚子，準爸爸可以跪或站在床邊。

坐著：兩個人都坐著，這樣也不會壓到肚子。

女上男下：相信很多人都用過這樣的體位來進行性生活，這個姿勢也是對胎兒最好的保護，很適合孕期使用。

如果由於身體原因在懷孕初期不能進行性生活卻有欲望，準爸爸充滿愛意的親密接觸一樣可以幫助準媽媽解決生理問題。性愛不等於性交，恰到好處的擁抱、親吻、撫摸，都是不錯的選擇，準媽媽則可以用手和嘴幫助準爸爸解決生理問題。

需要特別注意的是，孕期的性生活最好使用安全套或採用體外射精的方式，因為男性精液中的前列腺素被陰道黏膜吸引後，可促使懷孕後的子宮發生強烈的收縮，不僅會引起孕婦腹痛，還易導致流產、早產。

孕期性生活夫妻雙方都要格外注意清潔，避免感染，同時準媽媽要確定你的性伴侶是否有愛滋病、性病、傳染期的B型肝炎等可以透過性交傳播的疾病。

懷孕初期的每月指南

孕期1月 孕期的成長

懷孕的第一個月，實際上準媽媽還不能稱為準媽媽。孕期是從最後一次月經的第一天開始計算的，因此，懷孕的第一個月，實際上準媽媽是在進行「造人」行動、等待受孕和期待懷孕的過程。

等確認已經懷孕時，第一個月已經不知不覺的過去了。這一時期準媽媽的腹圍和體重不會發生什麼變化，幾乎和孕前一樣。

那麼在這一個月裡，究竟有什麼奇妙的變化在你的體內發生了呢？排卵期準媽媽和準爸爸認真地做好「功課」，卵子和精子經歷了一場美麗的約會，形成了一顆受精卵，受精卵經過一次「旅行」到達準媽媽子宮，然後在那裡著床，生根發芽，寶寶的成長就此開始。寶寶大腦和神經發育的起點就在這裡，因此這時要特別注意加強營養，豐富的營養會給腦細胞和神經系統一個良好的成長環境。

對於準媽媽來說，這個時期的身體一般不會有多大變化，只是受精卵著床時，會覺得有些腹痛，很多不怎麼敏感的準媽媽根本體會不到。這一時期孕吐反應還沒來得及出現，所以很多準媽媽根本意識不到這是孕期的開始。但如果你是有計畫的懷孕，趁著討厭的孕吐反應還沒有出現，在這個時期就應該注意加強營養。

孕期1月 孕期的胎教

胎教已經為越來越多的準爸爸準媽媽所接受，在此不再贅述胎教的重要作用，也不去贅述胎教的理論知識。懷孕的第一個月，胎兒還只是一個剛剛開始發育的受精卵而已，這一時期所進行的胎教主要是針對準媽媽進行的，間接對胎兒發生作用。

情緒胎教

懷孕初期的情緒會發生變化，準媽媽會變得容易煩躁，但準媽媽的情緒對於寶寶的早期發育有著非常重要的作用，因此，準媽媽從第一個月開始就要注意自己的情緒，情緒胎教是對寶寶最好的胎教方法之一。

如果準媽媽情緒不佳，可能對胎兒產生不利影響，這是經過臨床研究證明的。準媽媽的情緒會對自身的睡眠、飲食、健康等產生重要的影響，而且可以透過神經和體液的變化，直接影響到胎兒的血液供給、心跳等許多方面的變化。所以，準媽媽從懷孕的第一個月開始，即使在沒有確認自己已經懷孕時，就應該學會控制自己情緒，時刻保持開朗樂觀的心態，避免發生過於憤怒、悲傷等不良情緒，影響到寶寶的生長。

準媽媽應盡量讓自己快樂，透過聽音樂、和朋友聊天、看書等方法來影響自己的情緒，讓自己快樂起來。

音樂胎教

音樂胎教是人們最熟悉的一種胎教方法，也是準媽媽最廣泛運用的一種胎教方法。

懷孕早期，準媽媽的情緒會不穩定。這一時期的音樂胎教，就是要透過聆聽優美的音樂，讓準媽媽的情緒快樂起來。準媽媽最好選擇舒緩、輕鬆的音樂作為胎教音樂，不要選用節奏快、聲音刺耳的音樂，對胎兒的發育不利。

由於巴洛克音樂或類似巴洛克音樂的節拍，最接近胎兒從子宮中聽到的媽媽在休息狀態的心跳聲，所以專家建議採用這類的音樂。

古典音樂是胎教音樂的首選，其深厚的文化底蘊和文藝氣息有利於從小培養寶寶的音樂素養，是準媽媽進行胎教的最佳選擇。市面上和網路上都有很多古典音樂的胎教產品，大家可以仔細選擇。

但古典音樂對於準媽媽自身的音樂素養要求很高，並不是所有的準媽媽都能喜歡並且能聽懂，準媽媽沒有必要強迫自己去聽古典音樂，而是可以選擇自己喜歡的、節奏舒緩、旋律優美的音樂就可以了。

營養胎教

實際上營養也是一種胎教。合理的搭配、科學的營養，不但有利於寶寶的健康成長，更會潛移默化的影響到寶寶將來的飲食習慣，有助於寶寶形成科學、健康、合理的飲食結構。這種飲食結構可以幫助父母在嬰幼兒時期避免餵養困難，並在寶寶長大後形成良好的飲食習慣，繼而形成健康的體魄。

孕期1月 孕期的運動

準媽媽身體健康，寶寶身體才會健康。從孕期第一個月開始，準媽媽就應該開始運動，為了自己，也為了寶寶。需要注意的是，懷孕初期的胎兒相對比較脆弱，應該避免過於劇烈的運動，以免傷害到寶寶。再次提醒，運動一定要聽從醫生的意見，如果醫生說你的身體狀況不適於運動，就必須停止。

散步

散步是懷孕初期最適宜的運動。散步有利於呼吸新鮮空氣，可以提高神經系統和心、肺功能，增強新陳代謝，促進全身血液循環，加強肌肉活動，散步還可以愉悅身心，又不會太累，隨時都可以進行，是適合整個孕期的一種運動方式。

體操

準媽媽做體操運動，可以有效的解除疲勞、增強肌力，還有利於寶寶的身心發育。準媽媽的體操運動不宜幅度過大、過於激烈，可以根據自己的環境條件與身體狀況自行選擇體操項目鍛鍊。

孕期1月 孕期的產檢

孕期第一個月可以到醫院接受第一次產檢，此次產檢的目的就是透過驗尿確定自己是否已經懷孕。另外，還可以接受一次陰道超音波檢查，檢查一下胚囊的著床位置，排除子宮外孕。也有可能由於時間過早，超音波可能看不見胚囊，因此準媽媽不用著急，一般再過一周就可以看到了。

孕期第一個月，醫生會建議準媽媽不能亂用藥物，避免X光等輻射，適當調整性生活的頻率和幅度，注意觀察是否有陰道出血，警惕懷孕初期流產，注意個人衛生。

孕期1月 孕期的保健操

懷孕初期的保健操以平穩為主，主要目的就是舒緩心情，讓準媽媽精神好，心情愉悅。

散步

在房間裡放上舒緩的適合你的胎教音樂，伴著優美的旋律在房間中散步，讓音樂充滿房間的每個角落，讓自己的心靈和身體都沉寂在優美的音樂中。也可以戴上耳機，到戶外進行散步，當然也可以找老公或朋友的陪伴來代替音樂，只要自己開心就好。

抬腿

懷孕初期的準媽媽身體不會有太大的負擔，循環也不會出現什麼問題，但是懷孕初期的準媽媽一定不要忽視腿和腳的運動，適當的運動一下腿腳，不但可以促進血液循環，緩解疲勞，還可以為之後的孕期打好身體基礎。

這運動很簡單，坐在辦公桌前就可以完成了。背部靠在椅子上，向上抬小腿，同時繃緊腳尖。這個運動可以有效的刺激腿部循環，鍛鍊肌肉，讓準媽媽放鬆的同時還能瘦腿。

扭脖子

伏案工作的職場女性，或多或少的會有頸椎問題。孕期由於身體的變化，頸椎會變得更容易痛，而且照顧寶寶哺乳也會對頸椎造成很大的負擔，因此從孕期就需要開始注意頸椎的鍛鍊。

工作一小時左右就活動一下脖子。可以學習小烏龜前後伸頭的動作，注意幅度，一定要慢慢加大幅度。也可以用頭寫「米」字，這也是很好的鍛鍊頸椎的方法。

扭腰

站立姿勢，兩腿分開與肩同寬，雙手叉腰。向左轉動身體，角度以不感覺到不舒服為宜。然後回到起始位置，再向右轉動。很簡單的運動，可以舒緩腰部和背部的不適，適合辦公室工作的準媽媽。

yes! 孕期第一個月可能出現的問題

Q 肚子好痛是怎麼回事？

A 受精卵會在這個月的第四周左右著床，著床時有的人會覺得很痛，我就是其中的一個。所以，準媽媽如果在這一時期感覺到肚子痛，千萬不要擔心。

Q 我應該什麼時候檢查是否懷孕？

A 一般在月經推遲後的幾天就可以驗出懷孕了。

Q 在不知道懷孕的情況下吃了藥，該怎麼辦？

A 懷孕初期是寶寶發育的關鍵時期，如果在不知情的情況下服用了藥物，最好還是去諮詢醫生。詳細告知醫生你所服的藥物和服用的時間以及你的月經週期，讓醫生幫助你分析藥物會不會對胎兒產生影響。同時應該做好產前檢查，隨時監控寶寶發育是否健康。

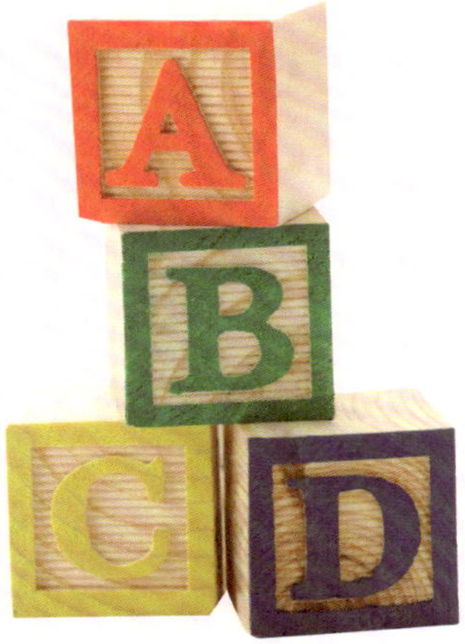

孕期2月 孕期的成長

孕期的五至八周，胎兒每天都在變化。這一時期的寶寶依然小得不被媽媽發覺，但是非常重要的變化都在這一時期內發生，這個月也是寶寶發育的關鍵時期。

第二個月寶寶只有芝麻粒大小，樣子就像一個小蝌蚪一樣。寶寶在這一時期主要進行器官的發育，各個器官在這個月都會發育。寶寶的小心臟也開始跳動，胎盤和臍帶也開始工作。寶寶的四肢開始形成，甚至關節還可以彎曲了。這時寶寶的頭會特別大，「小蝌蚪尾巴」會慢慢縮短，寶寶大腦中的神經線路初步形成。這一時期結束時，寶寶會從小芝麻長成了小綠豆，生命是不是很奇妙。

這一時期的準媽媽的體重和腹圍依然不會發生什麼變化，但身體會發生一些細微的變化。在激素的作用下，準媽媽的乳房會感覺發脹，乳暈開始加深、增大，月經停止。同時在這一時期，孕吐反應也開始出現，需要特別注意。

孕期2月 孕期的胎教

孕期第二個月的胎教和第一個月沒有太大差別，主要還是以情緒胎教、音樂胎教、營養胎教、運動胎教為主。

需要說明的是，由於這一時期孕吐反應已經出現，準媽媽的胃口會受到很大的影響。這一時期的營養胎教應該在適合準媽媽飲食要求的前提下，盡可能的提供豐富的營養，不能強迫準媽媽多吃東西。

此外，這一時期由於準媽媽孕吐反應大，身體不舒服，可以選擇在這一時期閱讀一些孕期保健方面的書籍，甚至是寶寶出生後的護理以及早期教育方面的書籍，透過閱讀可以分散準媽媽的注意力，緩解孕吐反應，同時為以後的孕期和寶寶出生後的生活做好充足的知識儲備。

孕期2月 孕期的運動

孕期第二個月也是寶寶比較脆弱的時期，運動也是要以愉悅心情、舒活筋骨為主，注意避免過於劇烈、勞累的運動，同時為今後的孕產打下基礎。

這一時期的運動主要還是以散步和孕婦體操為主，其實這兩種運動就是貫穿整個孕期的運動，有一些體質很好的孕婦可以加入諸如登山類的運動，但我覺得懷孕初期還是應該避免這類較劇烈、體力消耗大的運動，等寶寶穩定了，再加入一些豐富多彩的運動。

孕期第一個月的保健操可以繼續做，另外還可以加入下面兩種：

● 抱腿

躺在床上，彎起膝蓋，以雙手抱住膝蓋，回復到平躺姿勢，放平雙腿。彎起左膝，以右手抱住左膝蓋，回復到平躺姿勢，放平左腿。右邊相同姿勢反覆。

需要注意的是，準媽媽在做這個運動時，腹部盡量不要用力，而是以腰部和髖部的力量，同時透過膝蓋的彎曲和腰部的扭動鍛鍊髖、膝關節以及肌肉骨骼，促進血液循環。

● 伸腿

以雙手和雙膝為支撐，抬頭。左腿向後伸直，堅持幾秒鐘，回復到手膝著地的姿勢，換右腿向後伸直，堅持幾秒鐘，左右交替反覆。透過這個運動可以鍛鍊頸椎、活動腰腿，增加肌肉力量。

● 彎腿

直立，雙腿分開與肩同寬，雙手叉腰。彎曲雙腿下蹲，到自己覺得吃力的幅度，堅持幾秒鐘，回復到站立姿勢。你會感覺大腿有點痠痛，這時你的肌肉已經得到很好的鍛鍊，堅持這樣的訓練，可以挽救你有可能在孕期裡日益粗壯的大腿，還能增加肌肉力量，讓你的孕期充滿活力。

孕期 2月

孕期的產檢

孕期的第二個月，可以進行一下包括血液、尿液常規檢查、血壓、體重、血型、梅毒及愛滋病檢查等。

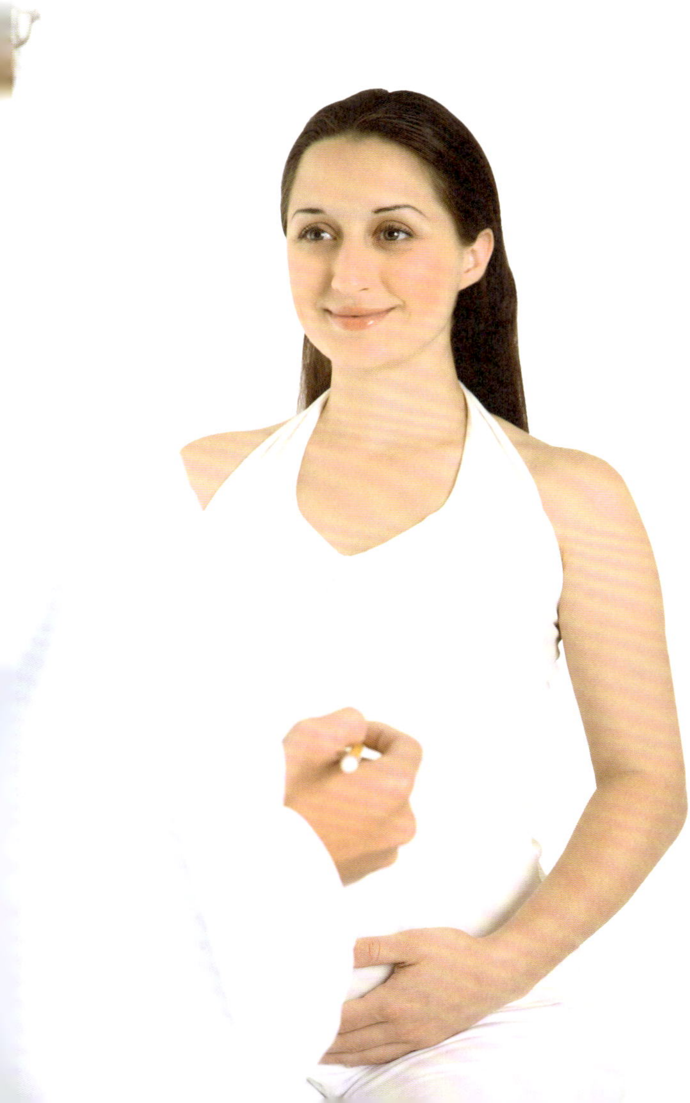

yes! 孕期第二個月可能出現的問題

Q 孕吐反應很大，經常嘔吐，會不會營養不良？

A 經常嘔吐一定會對身體造成影響，但是準媽媽對此不必焦慮。懷孕初期準媽媽身體中的營養儲備可以保證胎兒的發育，當然如果有豐富營養的飲食更好，實在吃不下去也不必強迫自己。

Q 怎麼會流血？

A 有些準媽媽在懷孕的第二個月會出現假性月經，但究竟是不是假性月經需要醫生幫助判別。如果準媽媽出現陰道出血，最好去醫院檢查，以排除是流產先兆。

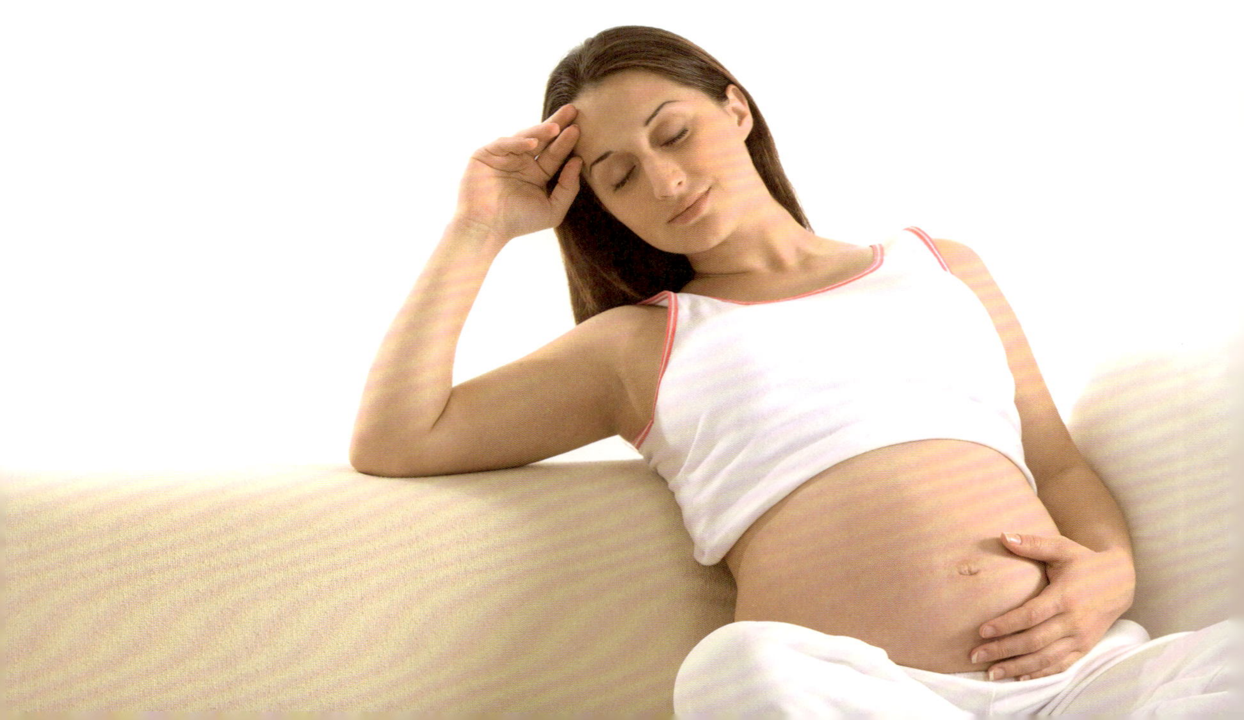

孕期3月 孕期的成長

這個時期，胎兒在媽媽的子宮裡拚命地長大，小尾巴徹底消失，更像一個小小的「人」，不過頭依然是大大的。寶寶的心臟已經分化成兩心房、兩心室，臉孔已經長成，五官更加明顯，所有的關節都可以活動。重要的內臟器官都開始工作，神經突觸也已形成。這一時期的寶寶已經有了反射動作，可惜的是由於他還太小，媽媽並不能感覺到。

準媽媽的體重和腹圍依然不會發生太大變化，部分孕吐反應不強烈的準媽媽可能會因為運動的減少和飲食的豐富而出現體重增加，但這個體重增加和胎兒應該沒有直接的關係。準媽媽的孕吐反應依然會很大、乳房的張力更強。這時期最容易發生流產，要保持安靜和睡眠充足。

孕期3月 孕期的胎教

這一時期可以延續之前兩個月的胎教方法。這一時期的寶寶開始在你的肚子裡打嗝，雖然你還不能感覺到他的游動，但是寶寶最初在肚子裡給你的反應已經出現了。雖然這個時期進行拍打胎教的效果並不明顯，但也可以試試。

所謂的拍打胎教就是在寶寶打嗝的位置輕輕拍打，一定要輕，讓寶寶感知到媽媽已經察覺到他的存在，這是寶寶和媽媽最早的溝通，很有愛也很有趣。

孕期3月 孕期的運動

可以持續散步和孕婦體操，不過還是以安全平穩為主。好動的準媽媽們再忍耐一下，這個月是最危險的時期。從下個月起，就可以加入一些別的運動項目了。

孕期3月 孕期的保健操

前兩個月的可以繼續做，也可再加入以下的項目：

側踢腿

雙手扶住椅背，雙腳併攏站好。向左抬左腿，高度以肌肉緊張卻不吃力為宜，停住幾秒鐘，反覆幾次，換右腿。這個動作很適合在辦公室進行，節省空間又不會驚擾同事，可以鍛鍊髖部和大腿肌肉。

全身運動

這個動作有點瑜伽的感覺。雙手在胸前合十，然後雙手以合十的姿勢向上至胳膊伸直，同時左腿向前邁成左前弓步，停留幾秒鐘後回復到雙手胸前合十的姿勢。同樣的動作，右腿向前再做一次，幅度以不感覺到吃力為準。這個動作可以鍛鍊手臂和腿部的關節和肌肉，適合準媽媽在辦公室和家中練習。

需要特別提醒的是，我們說的所有運動項目，準媽媽都應該嚴格按照自己的身體情況和承受能力進行，如果覺得吃力、不舒服，應該立刻停止。

孕期3月 孕期的產檢

懷孕的第三個月，如果孕吐嚴重，則應到醫院進行有關檢查。有的醫院會在胎兒十一至十四周時，通過超音波測量胎兒頸部透明帶厚度，即我們常說的NT值。如果NT值大於二點五公釐，則寶寶有較高染色體異常的機率。

yes! 孕期第三個月可能出現的問題

Q 我的孕吐反應怎麼越來越嚴重？

A 有的準媽媽直到生產都不會停止噁心嘔吐，如果你的孕吐反應過大，大到嚴重影響你的身體狀態，就需要請求醫生的幫助，看看是否存在身體異常的情況，或透過點滴來補充身體的營養。

Q 出現了流產先兆怎麼辦？

A 第一時間去醫院請求醫生幫助。現在越來越多的醫生主張胎兒的自然淘汰，也就是說不刻意做安胎的治療，因為品質不好的胚胎將來可能會帶來不健康的寶寶。當然，還要聽從醫生的建議進行有關的治療。並且應該遵照醫生的要求，臥床休息。

Q 患上黴菌性陰道炎怎麼辦？

A 懷孕初期由於體內激素的變化，準媽媽極易患上黴菌性陰道炎。如果患上此病，就需要在醫生的指導下安全用藥，並注意陰部的衛生。對於黴菌性陰道炎，準媽媽必須要給予高度重視，否則有可能造成羊膜早破，威脅胎兒的安全。

懷孕初期的特殊情況

如何確定真的懷孕？

驗孕棒受尿液標本品質的影響和驗孕棒品質的影響，可能會出現檢查的失誤，還是要聽醫生的診斷。醫院除了會使用驗孕棒之外，還可以透過血液檢查等指標的方法確定是否懷孕，更加準確。

前三個月中流產了怎麼辦？

流產是個很痛苦的事，但如果遭遇了這樣的不幸，我們需要換個角度來考慮這個問題。懷孕初期流產，一是胎兒的自然淘汰，肯定是胚胎有問題或胎兒不夠堅強；二是懷孕初期流產對準媽媽來說痛苦會少一些，無論是身體的還是心靈的；三是懷孕初期流產後準媽媽的身體可以恢復得更快，便於下一次懷孕。

如果不幸遭遇了懷孕初期流產，女性朋友最好和老公一起去醫院做一個更加詳細的身體檢查，分析一下流產的原因，找出問題的所在。盡快從流產的痛苦中把自己解脫，同時養好身體，為下一次的懷孕做好準備。

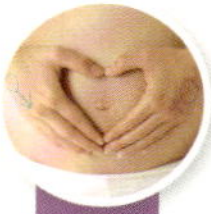

怎樣選擇一所好醫院

孕期檢查應在同一家醫院進行，便於醫生掌握準媽媽的身體狀況和寶寶發育的情況。

選擇醫院應該注意以下幾點：

1.距離家或公司近，這樣便於儘快就醫，而且產檢時方便一些。

2.有相熟的醫生或你信任的醫生，這樣可以更加便於你就醫，和醫生配合更好。

3.選擇口碑好的醫院。可以諮詢一下身邊的媽媽們，哪家醫院環境、醫術等條件更能讓你滿意。

4.根據自己的經濟條件。選擇公立醫院還是私立醫院不用特別勉強，只要醫生醫術好就可以了。

專科醫院還是綜合醫院各有各的好處，不是特別重要。如果你屬於高危險或特殊產婦，則選擇婦產專科醫院比較穩當。

Chapters 2

懷孕中期（四至七個月）

終於能看出來自己是個孕婦了。肚子慢慢大了，聽見了寶寶的心跳聲，討厭的孕吐反應消失，胃口大開看什麼都想吃。恭喜你，在整個孕期裡相對比較舒服的懷孕中期到來了。

懷孕中期是整個孕期裡面比較舒服的四個月，在這十六個星期的時間裡，你的肚子不會大到影響你的生活，也不會再噁心嘔吐渾身乏力，你可以挺著日益龐大的肚子招搖過市又可以行動比較敏捷，好好享受你的懷孕中期吧！

懷孕中期的妊娠反應

寶寶，他在一天天長大，大到可以從日益隆起的肚子感知到他的存在。他會動，在你的肚子裡以不同的姿勢玩耍，遊戲，和你親密的互動。胎動的出現，會一下子激起你的母愛，讓你瞬間徹底忘卻孕吐反應的所有痛苦，你只想享受這一份生命的律動，享受寶寶和你緊緊相連的幸福，享受撫摸著肚子和寶寶「對話」的滿足。

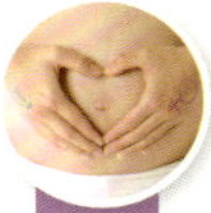

為什麼體重、身體和別的媽媽不一樣？

每個人懷孕時的情況都不一樣，可以把自己和醫生手中的標準進行對比，當然也可以和別的孕媽媽對比，但沒有必要因為和別人不一樣就憂心忡忡。

懷孕中期準媽媽的腹圍開始增大，且增大的很快，到了七個月時，腹圍可以到達八十二到九十四公分，子宮高度可以到達二十二到二十九公分。

懷孕中期，準媽媽的乳房會變大得很快，乳暈變大，乳頭顏色變深。孕吐反應一般都會消失了，胃口大開，很容易饑餓。人雖然會長胖，肚子也在慢慢長大而有些負擔，但還不至於很笨拙。總之，這是整個孕期最舒服的時候，你所要做的，就是好好享受，好好養胎。

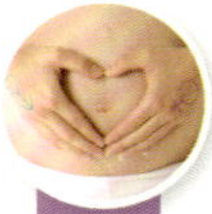

懷孕的黃金期

懷孕初期由於準媽媽對陡然增高的激素不適應，會產生孕吐反應和心情的煩躁，到了懷孕中期，這些反應基本都會消失。肚子一天天的長大，讓準媽媽作為孕婦的自豪感油然而生，從而心情變得大好。

寶寶的快速長大，所需要的營養也越來越多，準媽媽會經常感到饑餓。只要是營養健康的食物，這個時期你盡可以暢快的食用，你會發現，這些食物在這個時期格外的好吃。

準媽媽們還有一個有趣的現象，我身邊的很多人都有過，就是會在一個時期內瘋狂的想吃一種食物，然後老公就會跑遍大街小巷的給買回來，讓你大快朵頤的同時，心裡充滿了幸福感和做孕婦的優越感。

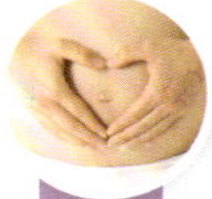

懷孕中期的問題應對

懷孕中期即使沒有了懷孕初期的噁心嘔吐而胃口大開，也不要暴飲暴食，如果弄得營養過剩、體形過胖，不但不利於準媽媽的身體健康，還有可能危害到寶寶的健康。

懷孕中期準媽媽的心情不會像懷孕初期那樣抑鬱，但是懷孕中期也有可能遇到很多問題，比如在沒有任何炎症的情況下白血球增加，陰道出血，患上了痔瘡，寶寶突然有一段時間不常動……其實這些都是非常正常的現象：白血球增加是身體免疫的一種反應，免疫系統把胎兒當做敵人拚命抵抗，以至於白血球增加了；陰道出血是由於孕期激素增高造成子宮頸糜爛出血；痔瘡就更常見了，許多準媽媽都會遇到這一問題；寶寶沒動靜了，有可能是人家想休息一會兒，或寶寶動了，自己沒有感覺到。總之，這個時期準媽媽的心情會隨著寶寶的狀況有所起伏。

懷孕中期準媽媽如果遭遇到各種可能讓你緊張、糾結的情況，建議立刻去求助醫生。醫生畢竟是權威的，他們可以給我們最好的也是最正確的建議，可以瞬間打消我們的顧慮。

另外，加入一些孕期月齡相同的準媽媽的論壇和聊天室也是不錯的選擇。相同的月齡可能會遇到相同的問題，大家互相溝通一下，就能更快的知道問題的原因和應對的方案，一些小狀況就不會令你格外緊張了。

擔心胎兒的健康是每個準媽媽必然會有的心理，這個非常自然，是母愛自然的表現。但如果過分擔心，就會影響心情，反而不利於寶寶的成長發育。

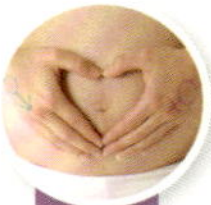

改善心情的好方法

1. 放鬆自己，可以透過聽音樂、孕婦瑜伽練習等讓自己放鬆下來。
2. 增加知識。透過書籍和網路增加知識，理性應對遇到的各種問題，打消恐懼感和焦慮感。知識豐富了，就不會輕易恐懼，打消了各種顧慮，心情自然就好了。
3. 多結交生過孩子或和相同孕期月齡的準媽媽，將自己遇到的問題求助她們，或許能得到很好的解答。經歷相似、共同語言多，可以讓你的孕期不再孤單，還可以打消對未來未知的恐懼感，也更加快樂。

懷孕中期的營養儲備

到了懷孕中期，由於寶寶的快速長大，消耗了準媽媽的大量營養，同時由於子宮、乳房、胎盤等的長大，準媽媽自身的基礎代謝也增加很快，因此，準媽媽常常會感到饑餓。這一時期，寶寶每天的體重可以增加十公克，骨骼、腦部發育都是高峰期，所以準媽媽一定要注意這一時期的營養攝入，為寶寶的生長注入必須的營養。這一時期準媽媽一定要注意熱量、脂肪、蛋白質、鈣、鐵、維生素等物質的攝取，因為媽媽和寶寶這一時期對這些物質的需求量都是非常大的。

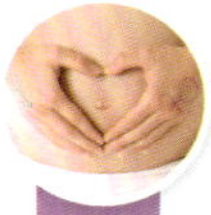

如何選擇合宜的飲食

懷孕中期的飲食簡單概括起來就是四個字「營養豐富」。無論是主食還是副食，都應該品種豐富，搭配均衡，合理攝入，不能偏食，也不能暴飲暴食。

避免食用烤、炸等不健康的烹飪方式，不吃熱量高、沒營養易導致肥胖的食品。

主食方面應注意粗細搭配，除了食用白米、麵食等外，豆類、薯類及各種雜糧都應該食用。副食則需要更加全面，種類豐富，雞蛋、牛奶、豆製品、豐富的蔬菜水果、堅

小叮嚀

如何備置孕期的衣物

物品	用途	如何挑選	備註
尺寸大一些的內衣	保護你逐漸長大的乳房	選擇純棉，盡量簡單的款式，個人推薦不帶鋼托的。	必須要買，不然會傷害到乳房。
腹圍大一些的內褲	適合日益增大的腹圍	選擇純棉款式，要足夠寬鬆不會勒到肚子。	最好購買那種可以調節腹圍大小的孕婦內褲。
孕婦褲子	適合日益增大的腹圍和粗壯的腿。	要舒服的質料，腰腿一定要舒服，不要有壓迫感。	褲腿不能過緊，影響血液循環。
寬鬆一些的上衣	適合大肚子和長胖的你。	寬鬆、舒服，能裝下你的大肚子就好了。	專門的孕婦裝貴而且不好看，娃娃裝很適合孕婦穿。
寬大一些的鞋子	別委屈你有些腫脹的腳。	平底鞋，根據你的腳的情況選擇尺碼，會比孕前稍大一些。	勿穿高跟鞋，盡量選擇方便穿脫、舒服的平底鞋。

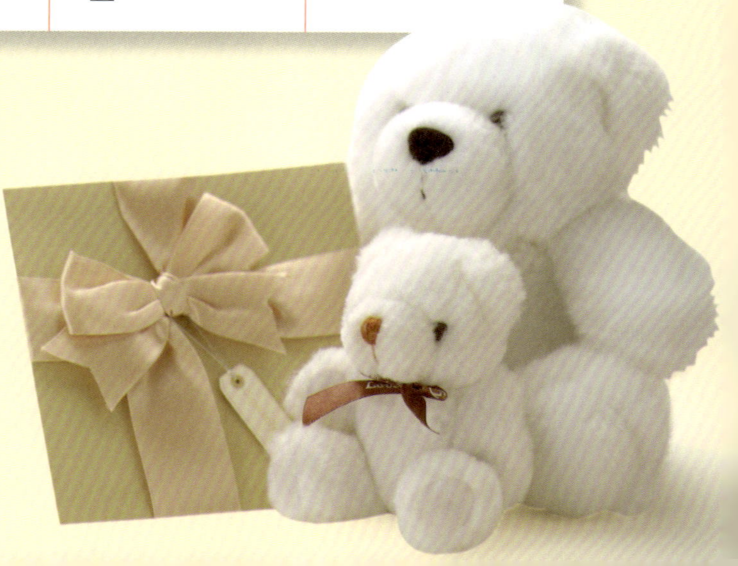

果等都應該適量食用，以補充準媽媽自身和寶寶發育所需的各種營養。總體來說，除了絕對禁止的食物之外，懷孕中期的準媽媽想吃什麼就吃什麼，這樣準媽媽和寶寶才能都健康。

懷孕中期的準媽媽很容易發生便祕的問題，甚至患上痔瘡。因此，準媽媽這個時期應該多食用一些富含纖維的食物，如燕麥片、大麥、玉米、蕎麥麵、各種豆類，紅番薯、芹菜、竹筍、蘆筍等。需要注意的是，纖維豐富的食品不易消化，胃功能不好的準媽媽應該謹慎食用，以免發生胃脹氣等消化不良的現象。

＊**豐富的主食：**主食內富含碳水化合物，是提供熱量的重要來源，這是媽媽和寶寶所必須的，準媽媽千萬不要忽視主食的作用。主食的種類一定要豐富，這樣一來可以提供更加豐富充足的營養，二來可以增加食用主食時的新鮮感和口感，三來透過食用穀物等粗糧，在補充熱量的同時還可以降低體內的膽固醇。

＊**脂肪食物：**寶寶的肌肉發育和大腦發育，需要大量的脂肪，準媽媽必須及時補充。準媽媽在飲食中應該多吃富含脂肪的食物，如核桃、芝麻、栗子、香菇、紫菜等，此外，炒菜時適當多加些食用油也是不錯的增加脂肪攝入的簡單方法。

＊**蛋白質豐富的食品：**蛋白質是生命生長所必須的物質，蛋白質不但會影響胎兒的生長發育，還會影響胎兒腦細胞發育。胎兒生長和準媽媽的身體組織的增長都需要大

量的蛋白質，因此準媽媽要重視蛋白質的補充，豆類、穀物、乾果類、雞蛋、牛奶都含有豐富的蛋白質。

＊**新鮮的蔬菜水果：**蔬菜水果富含維生素、微量元素、纖維素，非常適合準媽媽食用。食用盡量簡單的烹調方式，可以盡可能保存蔬菜中的營養物質，食用新鮮的應季水果美味有營養。但需要注意的是，準媽媽選擇水果時必須要考慮到自己的身體狀況，比如體質偏涼的準媽媽應多食用溫性水果，血糖偏高的準媽媽應避免食用西瓜等含糖量高的水果。

＊**富含鐵質的食品：**懷孕中期準媽媽極易出現貧血的現象，就是因為此時準媽媽體內的血液含量增加而需要大量的鐵質，準媽媽需要透過飲食大量補充。準媽媽體內缺乏鐵質，會影響身體健康，易出現頭暈、心慌、臉色蒼白等狀況。孕婦缺鐵，會嚴重影響胎兒發育，造成胎兒體內供氧不足，影響寶寶的腦發育和智力發育，後果非常嚴重。含鐵較多蔬菜有苜蓿、菠菜、芹菜、油菜、莧菜、薺菜、黃花菜、番茄等。適宜補鐵的水果有杏桃、李子、葡萄乾、紅棗、櫻桃等，此外，核桃、海帶、紅糖、芝麻醬等也是補充鐵質的不錯食品。

＊**富含鈣質的食品：**孕期準媽媽很容易抽筋，這就是缺鈣的表現，寶寶的骨骼發育需要大量鈣質，準媽媽必須注意透過飲食補充體內的鈣質。牛奶和優酪乳營養豐富，

鈣質含量高，而且容易吸收，準媽媽可以多喝一些。此外，豆類、堅果類、海產品、綠色蔬菜等鈣含量也比較豐富。需要注意的是，鈣質的吸收離不開維生素D，因此準媽媽應該多曬太陽來促進鈣質的吸收。

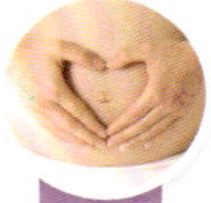

不宜選用的食物

* **辛辣**：容易上火，造成便祕。
* **咖啡**：咖啡因會透過胎盤進入胎兒體內，影響胎兒發育；可樂中也含有咖啡因。
* **濃茶**：茶葉中的咖啡鹼，會加重孕婦的心臟和腎臟負擔。
* **碳酸飲料**：容易造成鈣流失。
* **味精**：味精中的穀氨酸鈉會影響胎兒神經系統發育。
* **甜食**：過多的糖分會影響準媽媽鈣質的吸收，而且甜食還會造成脂肪的增加。
* **山楂**：前面講過，山楂會引起子宮收縮，造成流產。
* **人參**：人參會加重懷孕的反應，容易引發妊娠高血壓中毒症。
* **桂圓**：中醫認為桂圓易動血動胎。
* **添加劑**：容易造成畸胎和流產。

另外，由於懷孕中期準媽媽會覺得發熱，喜歡吃一些冷飲。需要注意，冷飲不可以吃得過多，冷飲吃得過多，會造成血管收縮，不利於消化，降低免疫力，而且會引起胎兒的躁動不安，危害寶寶健康。所以，孕期裡準媽媽吃冷飲必須要格外注意，根據身體狀況合理食用。

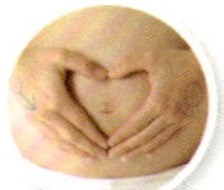

準媽媽的一日三餐

本著「營養」、「豐富」的原則，提供一份一周食譜供大家參考。

這個食譜僅供準媽媽們參考，大家可以參照上文中提到的懷孕中期所需的各種食物營養，自由搭配，充分發揮，只要營養豐富怎麼做都可以。準媽媽睡前可以喝一杯熱牛奶，補充鈣質，幫助睡眠。另外，可以吃一些堅果、水果、豆類食品、優酪乳作為餐間零食，解餓又營養。

準媽媽的一周食譜

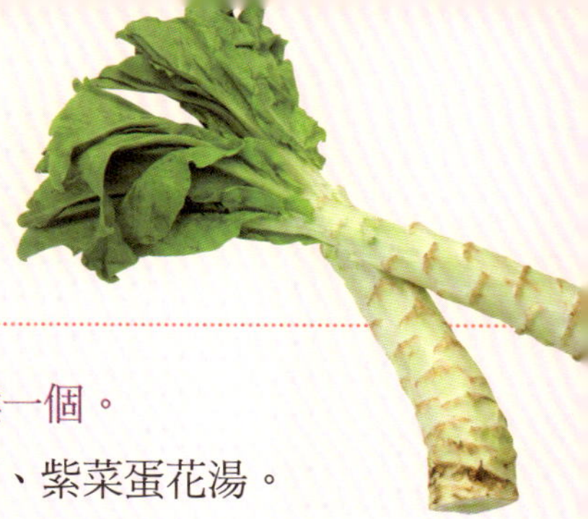

星期一	早餐	小饅頭二個、蔬菜粥一碗、雞蛋羹一個。
	中餐	米飯二碗、香菇油菜、腰果黃瓜丁、紫菜蛋花湯。
	晚餐	花卷一個、菠菜拌芝麻、燒冬瓜、香菇湯。
星期二	早餐	全麥麵包一個、大米粥一碗、煎蛋一個、酸黃瓜。
	中餐	米飯二碗、尖椒土豆絲、黃豆三丁、冬瓜湯。
	晚餐	蒸紅番薯一個、玉米麵粥一碗、奶油綠花椰、海帶雞蛋湯。
星期三	早餐	雞蛋羹一碗、青菜包子一個、番茄湯。
	中餐	玉米發糕二塊、紅燒茄子、清炒芥藍、玉米羹。
	晚餐	米飯二小碗、蔬菜沙拉、蒜蓉油麥菜、菠菜湯。
星期四	早餐	麥片粥一碗、水煮雞蛋一個，雜糧包一個。
	中餐	米飯一碗、涼拌豆腐絲、香菇油菜、番茄蛋花湯。
	晚餐	餡餅一個、醬爆黃瓜丁、小米粥。
星期五	早餐	桃仁芝麻花生粥一碗、菜包子二個、煎蛋一個。
	中餐	綠豆米飯一碗、松仁玉米、紅燒香菇、白菜湯。
	晚餐	蒸紅番薯一個、米飯一小碗、雞蛋炒蒜苗、菠菜粉絲湯。
星期六	早餐	燒餅夾雞蛋一個、清炒竹筍。
	中餐	紅豆米飯二小碗、青蔥拌豆腐、涼拌紫甘藍、鮮菇湯。
	晚餐	小米粥一碗、小花卷一個、水果沙拉。
星期日	早餐	地瓜粥、雞蛋煎餅一個、綠色青菜拌芝麻。
	中餐	米飯二小碗、清炒山藥、番茄炒蛋、酸辣湯。
	晚餐	餛飩、涼拌海帶絲、豆包一個。

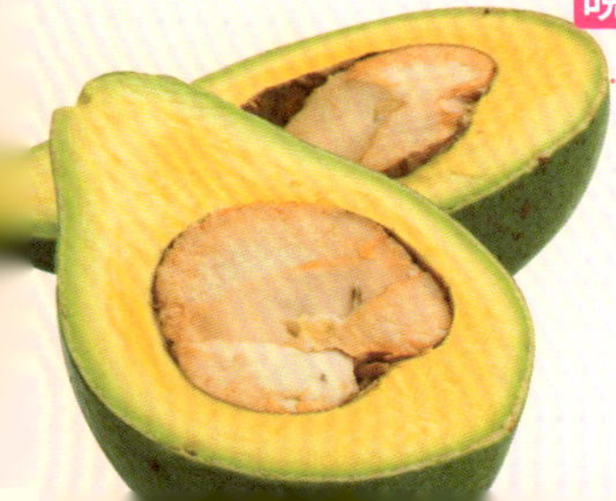

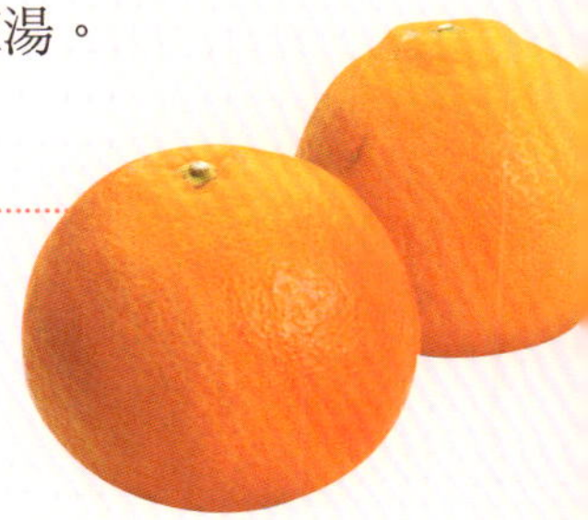

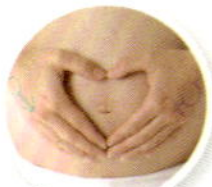

醫生告訴我這樣做

* **切勿暴飲暴食，合理控制體重：**醫生會提醒準媽媽在飲食營養豐富的同時，不要暴飲暴食，控制體重的增加。準媽媽的體重保持在每週增加不超過〇．五公斤為宜。

謹慎使用保健品，避免X光等強輻射環境

* **謹防貧血：**孕期貧血不但會讓準媽媽身體不適，發生暈倒，還會危害到寶寶的健康，甚至造成寶寶早產或宮內窘迫。如果透過飲食調整無法改變準媽媽貧血的狀況，就需要在醫生的指導下透過藥物改善貧血。
* **重視補鈣：**懷孕中期腿抽筋的現象很常見，原因就是缺鈣。如果準媽媽出現缺鈣症狀，而且透過食補不能改善缺鈣症狀，就需要服用補鈣的藥品或保健品。需要注意的是，補鈣很容易造成準媽媽便祕，需要透過飲食等方法進行調整。另外，補鈣千萬不要過度，過度補鈣容易患上腎結石。
* **慎用保健品：**準媽媽使用保健品一定要在醫生的指導下，針對缺乏的維生素和微量元素進行補充，切不可盲目，造成過量，反而不利於準媽媽和寶寶的健康。

懷孕中期的疾病與日常護理

進入了懷孕中期，寶寶已經不像懷孕初期那麼脆弱，正在結結實實地在媽媽的子宮裡茁壯成長。媽媽也告別了懷孕初期的身體不適和心情不適，開始快樂的享受著懷孕中期的幸福生活。但是，懷孕中期，準媽媽一樣不可以掉以輕心，對於可能出現的問題要提前有所瞭解並小心應對。

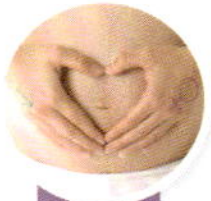

生病了怎麼辦？

懷孕中期雖然舒服，但不少疾病在這個時期容易出現，需要準媽媽特別注意。一旦出現這些症狀，需要及時向醫生求助，進行有關的治療。千萬不要諱

準爸媽的百寶箱

yes! 懷孕中期飲食注意事項

懷孕中期準媽媽胃口大開，生理變化和寶寶的成長會造成準媽媽食量增大，對於懷孕初期的飲食，準媽媽要做到如下幾點：

＊ 一日三餐要吃好。
＊ 餐間零食可解飽。
＊ 重視補鈣防貧血。
＊ 飲食禁忌要記牢。

疾忌醫，任由病情發展，危害媽媽和寶寶的安全。

便祕

＊**原因：**由於激素的作用，準媽媽腸蠕動減弱，子宮長大壓迫直腸，容易造成便祕。

＊**危害：**引起痔瘡，肚子很不舒服，毒素留存體內不利於健康。

＊**應對：**適當運動，多吃些纖維豐富的食物，養成定時排便的好習慣。

貧血

＊**原因：**妊娠中期血容量增加，容易造成貧血。

＊**危害：**準媽媽貧血會出現氣喘、心悸、頭暈、疲勞、失眠、記憶力差等綜合貧血症狀；貧血還會危害寶寶成長。

＊**應對：**輕度貧血可以透過飲食調整來補救，嚴重的需要在醫生的指導下服用藥物。

缺鈣

＊**原因：**寶寶的快速成長需要更多的鈣質，造成準媽媽出現缺鈣症狀。

＊**危害：**準媽媽會出現骨質疏鬆症，影響寶寶發育，甚至會造成寶寶出現佝僂病。

＊**應對：**多曬太陽，多吃含鈣高的食物。缺鈣嚴重的要在醫生的指導下服用補鈣藥品或保健品。

妊娠高血壓

＊**原因：**造成妊娠高血壓的原因很多，遺傳因素、初產年齡等。我同事的太太就是妊娠高血壓，曾經因此而夭折過一個孩子。妊娠高血壓有時根本分析不出發病原因。

＊**危害：**準媽媽出現高血壓、水腫、蛋白尿，甚至會抽搐、昏迷，造成多種併發症如多臟器功能衰竭、胎盤早剝、胎兒發育不良甚至胎死腹中等後果，非常可怕。

＊**應對：**注意飲食，增加營養，注意鹽分和過多脂肪的攝入。一旦出現妊娠高血壓，必須要在醫生的指導下進行有關治療，不可掉以輕心。

下肢水腫

＊**原因：**子宮增大、體內水分的增加壓迫骨盆腔靜脈，造成靜脈回流不暢，出現下肢水腫。

＊**危害：**準媽媽下肢腫脹會給身體造成不適。

＊**應對：**注意鹽分的攝入，睡覺和工作時注意把腿部抬高。

尿頻

＊**原因：**子宮增大壓迫膀胱，還有可能是泌尿系統炎症造成的。

＊**危害：**準媽媽會感覺不適，細菌感染會造成疼痛，危害準媽媽身體健康。

＊**應對：**不要憋尿，多喝水，如果發生感染，則需要在醫生指導下進行有關治療。

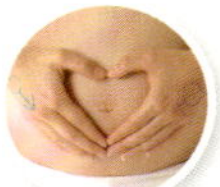

懷孕中期準媽媽的健康手冊

● 飲食要注意均衡營養

＊**多喝白開水：**可以幫助防止過多的鹽分存留體內，避免出現下肢水腫，防止泌尿系感染。但要注意飲水量，不可過多，給腎臟造成負擔。

＊**出外注意安全：**這個時期，準媽媽的肚子一天天的增大，出門要注意安全，不要給腹部造成猛烈撞擊。

＊**注意衛生：**由於生理上的變化，準媽媽分泌物增多，應該注意個人衛生，建議每天早晚兩次清潔陰部。

＊**避免久坐：**由於懷孕中期容易出現下肢水腫，準媽媽在工作中或家庭生活中應該避免久坐，定時起來活動一下。

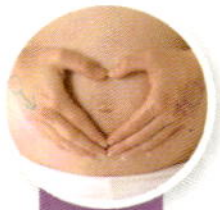

懷孕中期的禁忌事項

＊**暴飲暴食：**懷孕中期食量大增，準媽媽經常感到饑餓，但千萬不要暴飲暴食，吃一

些含糖量和脂肪含量過高的食品，這些食品沒有營養還會造成準媽媽脂肪增加，甚至危害媽媽的健康，增加寶寶患上新生兒糖尿病和肥胖症的風險。

＊**濫用藥物：**這個問題多次提到了，再次提醒準媽媽，雖然相對於懷孕初期，懷孕中期寶寶已經相對「堅強」了，但準媽媽在用藥時一定要小心，聽從醫生的意見，也要仔細閱讀藥物的說明書。

＊**逃避產檢：**擔心寶寶有問題不敢去產檢，準媽媽或許會有這樣的心理。這種心理千萬要不得，按時產檢是孕育健康寶寶必須的環節，準媽媽必須要重視。

＊**懶得運動：**準媽媽的這種想法可以理解，但卻千萬要不得。孕期的運動不但利於準媽媽的身體健康，為將來的生產打好基礎，而且促進血液循環，有助於寶寶健康發育。

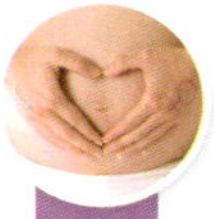

寶寶，媽媽會保護你

懷孕中期，寶寶會開始出現胎動，媽媽的母愛會在這一時期瞬間爆發。懷孕初期我們提過四點準媽媽保護胎兒的措施，我們來回顧一下。

＊**不穿高跟鞋。**

＊**穿上防輻射服。**

* **不做劇烈運動。**
* **小心的性生活。**

在這裡之所以要把這四點重複一下，是因為懷孕中期的注意事項知識在這個基礎上稍有變化。

高跟鞋還是不能穿，從你懷孕的第一天起，就應該放棄高跟鞋了。懷孕中期肚子越來越大，高跟鞋的危險也越來越大。輻射服建議一直穿到生產。運動方面，到了懷孕中期，運動的選擇範圍和運動幅度可以有所增加，但過於劇烈的運動依然不可以做。性生活方面，在懷孕中期如果你沒有被醫生明令禁止性生活的疾病，那麼懷孕中期的性生活是相對安全的，但也要小心，不能壓到準媽媽的肚子。

此外，懷孕中期的準媽媽還應該注意：

* **避免腹部的擠壓和撞擊：**寶寶越來越大，外界的擠壓和撞擊都有可能會傷害到他。
* **避免噪音：**懷孕中期，胎兒的聽力開始發育，這時應該盡量避免過於嘈雜的環境，比如電影院、工地、舞廳、KTV等，以免影響到寶寶聽力的發育。
* **觀察胎動：**出現胎動後，準媽媽應該養成每天數胎動的習慣。正常明顯胎動一小時不少於三到五次，十二小時明顯胎動次數為三十到四十次以上。如果長時間沒有胎動，則需要到醫院求助醫生。

小叮嚀

準爸爸該做的事

	事項	原因	備註
準爸爸必須做的	照顧好準媽媽的飲食。	這是寶寶發育的關鍵時期。	飲食要豐富，兼顧健康與營養。
	保證準媽媽的絕對安全。	準媽媽肚子一天天大了，身體比之前會笨重一些。	上下樓、出門乘車都要小心，惡劣天氣時更要小心。
	盡量陪準媽媽產檢。	有老公的陪伴，可以減輕準媽媽產檢時的緊張。	儘管準爸爸工作繁忙，也要盡量抽空陪準媽媽去產檢，一旦出現問題也要及時處理。
準爸爸不能做的	破壞準媽媽的好心情。	快樂的情緒是最好的胎教。	準爸爸整個孕期都要讓著準媽媽，別惹老婆生氣，老婆情緒不好時，更要及時疏導。
	對準媽媽不管不顧。	整個孕期準媽媽都需要準爸爸的陪伴，不論是生活上的照顧還是精神上的鼓勵。	儘管懷孕中期不像懷孕初期那麼危險，準爸爸也要照顧好準媽媽。
	不良的生活習慣和作息時間	熬夜會影響準媽媽的休息；吸菸會危害媽媽和寶寶的健康。	懷孕後，有的準爸爸的壞習慣會更嚴重，比如熬夜、抽菸等，這些會對準媽媽和寶寶的而健康造成影響。

懷孕中期孕吐反應基本消失，身體不會覺得不舒服了。但是這個階段還是會使身在職場的準媽媽有一些不方便，但只要好好處理，懷孕中期懷孕和工作一樣可以兩全其美。

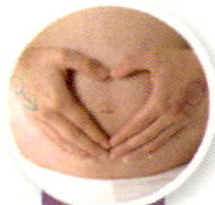

懷孕中期狀況一：肚子容易餓，總想吃東西

懷孕中期需要的營養和能量增大，準媽媽總是會感到饑餓，身在職場的準媽媽就會遇到困擾，在工作的地方該吃些什麼既營養解飽又不會影響工作？

牛奶、水煮雞蛋、水果、豆製品、海苔等零食等都是不錯的選擇。不建議吃餅乾類食品，熱量高又沒有營養，也盡量避免加工的熟食以及速食麵等，添加劑過多，不健康。

上面提到的東西吃起來都還算方便，不會很麻煩或弄得滿手都是髒兮兮的，適合在辦公室吃。但要提醒準媽媽們，由於滑鼠鍵盤上細菌很多，吃東西之前一定要把手洗乾淨。

孕期工作多少會受影響，你的同事肯定會為你分擔一部分工作。你的「準媽媽小食坊」不妨經常拿出些食物和同事們分享，感謝同事們對你的照顧和幫助。

懷孕中期狀況二：肚子大了，行動開始不方便

肚子開始大了，越來越「像」個孕婦，走路不方便，著急時也不能跑，在忙忙碌碌的職場中，怎麼辦？

一般的主管和同事都能理解孕婦的辛苦，不會過度的安排一些需要顛顛跑跑的工作給準媽媽們。如果你的主管有些不體恤，那麼也要謹記一點：寶寶最重要，不論何時，走路都要小心，千萬不要撞到肚子或摔跤。每次從座位上起立、坐下，都要特別小心，不要著急，確保穩妥。

懷孕中期狀況三：我總是想上廁所怎麼辦？

孕期有可能會出現頻尿的問題，首先需要明確的是，準媽媽千萬不要因為怕經常跑廁所就在工作時間少喝水甚至不喝水，那樣會對身體造成很大的危害。

針對懷孕中期的這一問題，可以採用如下辦法解決：

申請調換座位：換到距離洗手間相對較近的位置，這樣一來讓準媽媽去洗手間更加方便，二來不會打擾更多的同事。

開會時盡量選擇靠近門的位子：長時間開會不去洗手間會很難受，準媽媽可以盡量選擇靠近門的位置，通風好而且出入方便。

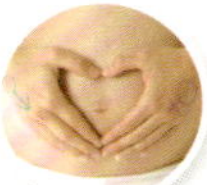

工作對於懷孕有什麼影響？

在懷孕初期的章節中，我們提到工作對於懷孕的七個影響和正確的處理方法，這些問題和處理方法在懷孕中期依然會出現。加班、出差、不被器重、輻射、久坐等問題依然要格外注意，此外，如果出現了危險信號，要立刻停止工作，聽從醫生意見。

我必須要坐公共交通工具上下班，該如何避免擁擠？

危險的懷孕初期，準媽媽可以咬牙「奢侈」一些，乘坐計程車以保護胎兒的安全。但整個孕期都這樣未免有些不切實際，畢竟還要為後面的孕期以及以後的生活打算。

正確的應對方案：

1.「早出早歸」，「晚出晚歸」，躲開交通的高峰。

2.選擇不擁擠的乘車路線，設計一條盡量快速又不擁擠的線路，稍微浪費一點時間也是值得的。

3.上車後主動尋求幫助。一般情況下給準媽媽讓座位是大家都能做到的，如果真的遇到沒有人讓座位的情況，準媽媽也不要不好意思，要主動尋求幫助。站立時最好手扶車椅或豎杆，盡量不要拉車上的吊環，以防吊環搖晃而導致站立不穩。

錯誤的應對方案：總認為寶寶足夠堅強，不顧一切拚命擠。

在辦公室裡很怕熱怎麼辦？

到了懷孕中期，準媽媽都會出現怕熱的狀況，這是因為身材變胖和激素的變化導致，非常正常。很多準媽媽遇到這樣的苦惱，在辦公室裡常常熱得發狂。冷氣開低了會妨礙同事，不開又真的很熱，弄不好還會出一身的痱子。

正確的應對方案：

1.選擇純棉、透氣的衣服，怕熱的準媽媽的著裝要盡量簡單，選擇純棉、透氣的材料和輕薄的款式。

2.合理降低冷氣的溫度。在和同事溝通好的情況下，適當調低冷氣的溫度。一般同事都會表示理解，而且會自己採取措施應對準媽媽帶來的「麻煩」。

3.在座位周圍局部降溫。電腦用的USB小電扇是不錯的選擇。但需要注意的是，即使懷孕中期的準媽媽格外怕熱，也不能過於貪涼，避免室內外溫差過大，患上感冒等疾病。

錯誤的應對方案：著裝繁瑣，讓自己忍耐高溫，過於貪涼。

我總是流汗怎麼辦？

準媽媽特別愛流汗，這是生理的原因沒有辦法。原本不出汗的女人在孕期裡也會大汗漓淋，身在職場的準媽媽常常會因此而感到尷尬。

正確的應對方案：

1. 盡量讓自己涼爽，參照上面的作法。
2. 選擇淺色的衣服，即使汗濕了衣服，淺色衣服也不會那麼明顯。
3. 紙巾隨身帶，選擇不會掉紙屑的紙巾，出汗了隨時擦。

錯誤的應對方案：讓汗液長時間在皮膚上，堵塞毛孔容易讓準媽媽長痱子。

我該怎麼安全防曬？

準媽媽每天要外出上班，如果曬到頭暈該如何是好？

正確的應對方案：

1. **使用嬰兒防曬產品**：成人的防曬產品成分不夠天然，建議準媽媽選擇嬰兒用的防曬產品，相對安全一些。如果覺得防曬力度不夠，就透過多次塗抹進行彌補。
2. **使用物理防曬**：遮陽帽，太陽傘，淺色長袖衣服，都是不錯的選擇。
3. **盡量少在陽光強烈時出門**：雖然有時無從選擇，但能避免就盡量避免。

錯誤的應對方案：讓自己長時間毫無保護的暴露於陽光下。

我還能騎單車上下班嗎？

當然能，只要你不是醫生規定的前文中提到的「危險準媽媽」，相對安全的懷孕中期裡，單車是最好的交通工具。

正確的應對方案：

1.騎淑女車不騎男用單車，男用單車上下不方便。

2.座椅高度適中，要以準媽媽雙腳都能平穩觸地為宜。座椅過高不安全，過低騎起來會很累。

3.加一個單車坐墊套，軟軟的單車坐墊套既可以提升準媽媽騎車時的舒適感，又能減少顛簸可能帶來的傷害。

4.避免過度勞累。不要長時間騎行，也不要在坡度過大和過於顛簸的路面騎行。

錯誤的應對方案：毫無顧忌的騎單車，不顧寶寶安全。

坐在辦公桌前，使下肢腫脹更嚴重怎麼辦？

工作時準媽媽會保持不動的坐姿，容易加重下肢腫脹。

正確的應對方案：

1.在辦公桌下面放個小凳子或箱子，坐著的時候把腿墊高。這種情況下就不要做轉椅了，以免發生危險。

2.時常起來活動一下。

3.不穿過於緊身的褲裝，不利於散熱，還會影響血液循環。

錯誤的應對方案：長時間坐著不活動。

● 我要去產檢，會影響工作嗎？

到了懷孕中期，準媽媽需要每個月至少一次產檢，如何安排好產檢的時間呢？

正確的應對方案：

1.可以選擇周末做產檢，老公也可以陪著去。

2.安排好工作再去。一般產檢半天就可以完成，提前一天安排好工作就可以。

3.如果有很急的工作，要在不影響寶寶的情況下調整產檢時間。

錯誤的應對方案：為了工作不去產檢，或為了產檢不顧工作。

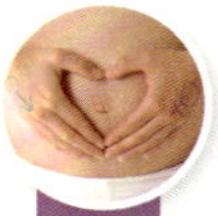

懷孕中期職場準媽媽兼顧工作懷孕的決勝方案

除懷孕初期的各項方案繼續適用外，還應該注意：

1. 對於同事的幫助要心存感謝。
2. 隨時保護好你的肚子，避免猛烈撞擊和擁擠。
3. 和主管申請合理調整工作內容，多做一些適合懷孕中期身體特點的工作。

準媽媽、準爸爸的「性」福生活

懷孕中期胎盤穩定了，準媽媽孕吐反應消失了，性欲也會大增。懷孕中期是醫生建議的相對安全的性生活時期，只要身體沒有危險的信號，準媽媽和你們的伴侶一起享受美妙的孕期性生活吧！

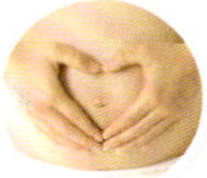

懷孕中期美妙的性生活

醫生建議懷孕中期的性生活以每周一到兩次為宜，姿勢上只要不壓迫準媽媽的大肚子，夫妻習慣和感到愉悅的姿勢都可以放心使用。

需要注意，準爸爸應避免給準媽媽過度的性刺激，準媽媽也不要過度興奮，盡量避免性高潮，造成流產。

出現下列情況，立刻停止性生活

1. 有流產史或流產徵象。
2. 發生陰道感染。
3. 前置胎盤或胎盤過低。

懷孕中期性生活的其他注意事項

準媽媽的身體沒有命令禁止性生活的情況出現的話，懷孕中期的性生活是相對安全的。夫妻間和諧的性生活能讓準媽媽的心情更加愉悅，性與愛的完全融合，這本身就是一種情緒胎教，有利於胎兒的健康發育。

1. 注意衛生。準媽媽體內激素的變化，容易導致陰道發生感染，這時的性生活，夫妻雙方都應該注意個人的清潔，以免發生感染，引發子宮內感染，威脅寶寶的健康。
2. 尊重妻子的意願。很多準媽媽在整個孕期都性欲不高，這時準爸爸就需要充分考慮到準媽媽的感受，不要強迫準媽媽進行性生活。
3. 合理使用其他方式解決生理問題。

懷孕中期的每月指南

孕期4月 孕期的成長

進入懷孕的第四個月，準媽媽肚子開始隆起，由於子宮的迅速長大，有時準媽媽會感覺絲絲的疼痛。由於生理的變化，陰道分泌物會增多，有的準媽媽還會分泌出初乳。

寶寶這個月也在茁壯成長，體重會長到將近一百克，最初的小芝麻已經長到鴨梨大小。寶寶四肢發育成熟，五官的位置更像個「人」。寶寶的手腳更加靈活，對光線有了反應，聽覺開始出現，指甲也開始悄悄生長。

寶寶的胎動可能會在這一時期出現。最初寶寶的胎動常常不易被準媽媽所察覺，非常細微，細微到準媽媽根本分辨不出那是胎動還是腸子蠕動。所以，只要準媽媽經常出現類似腸子蠕動的感覺，你最初的胎動出現了。

孕期4月 孕期的胎教

出現胎動以後，準媽媽的胎教會更有動力。終於感覺到肚子裡的寶貝的「動向」了，胎教進行起來也會格外開心。

音樂胎教

胎兒從十五周開始聽覺發育了，音樂胎教不再是僅僅針對媽媽進行，媽媽和寶寶可以一起欣賞優美的音樂了。因此，胎教的音樂可以有所變化，從僅僅是媽媽喜歡的，轉變為媽媽也喜歡、對寶寶也有好處的。

給胎兒聽的音樂有幾首就可以了，寶寶在反覆聽音樂的過程中，會對音樂越來越熟悉，等寶寶出生後會發生一種神奇的現象：寶寶聽到在媽媽肚子裡時常聽的音樂，會很快安靜下來，並表示出愉悅的表情。

專家不建議把耳機直接放在肚子上給寶寶聽，這樣音量過大會傷害寶寶脆弱的聽力發育，甚至造成失聰。但這一說法也並不絕對，我身邊就有朋友一直用這樣的方法給孩子聽音樂，現在孩子的聽力也很正常。但本著「寧可信其有」的原則，還是小心為妙，把音樂放出來聽，媽媽和寶寶一起欣賞，也是不錯的。

運動胎教

這一時期的運動內容可以適當豐富起來了，我們在後面做詳細的介紹。

拍打胎教

懷孕中期寶寶出現胎動以後，拍打胎教就可以進行的更加有趣了。在寶寶動的時候，輕輕拍打寶寶動的部位，寶寶有時會「含羞」的躲開，有時會開心地和媽媽互動，甚至會和媽媽玩起「躲貓貓」遊戲。隨著孕期的進行，寶寶越來越大，拍打遊戲也會越來越有趣。

此外，懷孕初期提到的情緒胎教、營養胎教也可持續進行。

孕期4月 孕期的運動

進入懷孕中期，寶寶相對平穩了，運動的內容可以豐富一些，運動強度可以稍稍有所加大。但還是要注意以安全為前提，醫生不建議做運動的準媽媽還是要老老實實的聽從醫生的囑咐，安全第一！

孕婦體操

首先在這個時期，我們可以在孕婦體操中加入孕婦有氧操，現在有很多專門針對準媽媽運動的有氧操課程，準媽媽不妨參加一些。在專業老師的指導和帶領下，進行低強度的有氧操練習，不但可以鍛鍊身體，還能結交朋友，愉悅身心。

運動需要循序漸進的進行，孕期的每個月加入一項新的運動，可以豐富自己的孕期生活，讓孕期更加快樂。孕婦有氧操是一項相對於之前的運動，運動量稍微有所增大的運動。孕期第四個月，胎兒正在日趨穩定，但一些更加劇烈的運動，還不應該馬上開始進行。

進行有氧操運動前一定要做好熱身運動，讓自己的身體熱起來，並且做好關節的活動，避免出現運動傷害。運動後及時補充水分，注意運動強度。

孕期4月 孕期的保健操

肚子大了之後，所有可能擠壓到肚子的運動就不要再做了，其他的可以繼續。

仰臥慢抬腿

躺在床上，腿伸直，把腿墊高。然後輕抬左腿，膝蓋彎曲，將腿放回原位，右腿做同樣的動作。這個動作可以促進下肢血液循環，避免或改善下肢水腫。

優雅芭蕾

左手扶穩，右腳腳尖點住左腿膝蓋右側，右腿膝蓋向右側打開，同時右手配合動作自身體右側舉向頭頂，相反方向進行一次。這個動作可以有效的運動腿部、髖部肌肉，舒展骨盆，還能活動上肢，配合舒緩的音樂會更愉悅身心。

孕期的產檢

本月的產檢項目包括血液、尿液常規檢查，體重、血壓、子宮高度、腹圍、胎心檢查。一般也可進行一次婦科檢查，檢查子宮大小和陰道、宮頸疾病等。有的還要做一次腹部超音波，有的醫院則到二十周左右再做，準媽媽可以根據自身情況和醫院的要求進行。建議準媽媽每次詳細記錄一下自己的子宮高度、腹圍變化，以及寶寶的有關資料，對照標準，掌握寶寶的發育情況。

有的醫院在這個月會安排唐氏症候群的篩查。如果唐氏症候群篩查出現高危信號，則需要做羊水穿刺，羊水穿刺原則上要十六至二十周進行，透過查看染色體確定寶寶是否是唐氏兒。

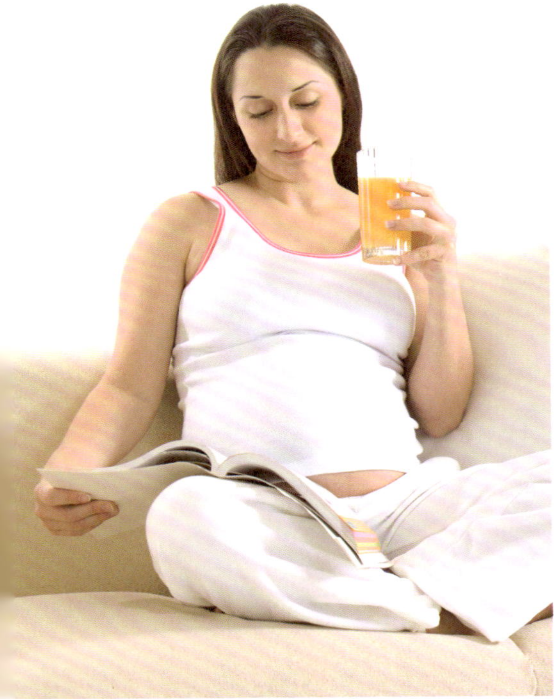

yes! 孕期第四個月可能出現的問題

Q 我的孕吐反應怎麼還不消失？

A 每個準媽媽的身體狀況都不一樣，孕吐反應的程度和消失時間也不一樣。

Q 我的寶寶怎麼還不動啊？

A 準媽媽能不能感受到胎動和自身感知的敏感性有密切關係，和寶寶的運動幅度也有關係，有早有晚不必擔心。或許寶寶動了你並不知道，胎心檢查就能告訴你寶寶是不是安全。

Q 唐篩高危怎麼辦？

A 唐氏症候群的檢查是一個概率的檢查，換句話說檢查的是寶寶患病的可能性，是一個概率。如果唐篩出現高危險，醫生會建議做進一步的羊模穿刺檢查。

附註：孕期準媽媽腹圍參照表：（單位：公分）

孕月	腹圍下限	腹圍上限	標準
5	76	89	82
6	80	91	85
7	82	94	87
8	84	95	89
9	86	98	92
10	89	100	94

孕期5月 孕期的成長

肚子又大了，這一個時期，準媽媽的腹圍會繼續長大，體重也會繼續增加。胎動會越發明顯，做媽媽的幸福感與日俱增。由於激素的作用，準媽媽的皮膚和頭髮都會變得異常的好。有的準媽媽會因為激素的作用出現妊娠斑，不用擔心，寶寶出生後激素回復正常水準，這些斑就會自己消失。

到了第二十周，寶寶從頭到腳有比媽媽的手掌還要大出很多了，寶寶正在茁壯成長。胎兒的聽力、視力都在發育，軟骨硬化為骨骼了。寶寶的性別特徵已經出現了，男孩女孩已經可以分辨出來。

孕期5月 孕期的胎教

除了延續前面孕期中的胎教外，這時還可加入語言胎教，因為寶寶的聽力從十五周開始發育，在本月中，胎兒的聽力水準正在飛速發育著，到了二十五周，寶寶的聽力水準就已經追上大人。因此，在這個月加入語言胎教是非常不錯的選擇。

語言胎教的內容很豐富。媽媽可以和肚子裡的寶寶聊天，比如媽媽邊走路邊把看到的美好事物說給肚子裡的寶寶聽，媽媽也可以給寶寶讀一些優美的詩歌散文或童話故事。總之，凡是美好的東西，媽媽都可以告訴寶寶，讓寶寶在媽媽肚子裡就感知到這個世界的美好。

爸爸在語言胎教中的作用不容忽視，甚至非常重要。有專家指出，爸爸富有磁性的男性聲音對寶寶的影響甚至大過媽媽。所以，準爸爸們有空時別忘了和未來的寶寶多聊天，多給寶寶講講故事。

孕期5月 孕期的運動

除了繼續散步、孕婦體操、孕婦有氧操等運動外，這個月可以再加入一項有趣的運動──跳舞。

和有氧操不同，孕期跳舞更加隨意，可以根據自己的身體情況選擇舞蹈的節奏和強度，當然過於激烈的舞蹈比如迪斯可，還是不要去嘗試。

孕期5月 孕期的保健操

除了之前提過的體操外，可以再加入兩節新的體操：

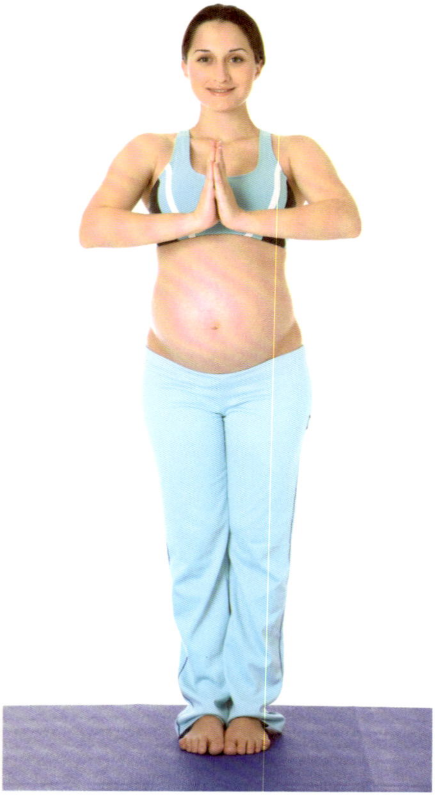

柔韌練習

準媽媽坐在床上，腿彎曲，兩腳腳心相對。雙手壓住兩個膝蓋，用力向下按。這個動作可以鍛鍊骨盆肌肉群，放鬆恥骨，緩解孕期不適，為之後的生產打好基礎。

偷懶的貓咪

名字很好聽，動作也很有趣。像貓一樣趴在床上，用雙手和雙膝支撐身體，抬頭。吸氣的同時向下低頭，含胸，呼氣回復到起始姿勢。這套動作可以放鬆背部肌肉，緩解腰部的不適，還可以對腹部進行有效的鍛鍊。

孕期5月

孕期的產檢

常規產檢專案，血液、尿液常規檢查，血壓，體重，子宮高度，腹圍、胎心檢查。有的醫院會進行第一次腹部超音波檢查，如果上個月已經做過了，這個月做不做都可以。腹部超音波檢查是沒有輻射，相對安全的，但目前存在腹部超音波過量會造成新生兒語言發育遲緩的說法，小心為妙。準媽媽孕期應控制腹部超音波檢查的次數，一般整個孕期，四至五次就夠了，不用每次檢查都做。

yes! 孕期第五個月可能出現的問題

Q 我發胖得很快，怎麼辦？

A 孕媽媽這個月體重增加快非常正常，但也應該注意合理控制體重。醫學界的標準是：懷孕體重增加的範圍以十一點五至十六公斤為宜，十四周以前每週可以增加〇・一公斤，十五周以後至生產，每週可以穩定增加〇・四五公斤，每週又以不超過〇・五公斤為原則。如果體重增加過快，就要透過調整飲食和增加運動量控制。

Q 我怎麼還是沒有性欲？

A 很多準媽媽孕期都沒有性欲，這並不是說準媽媽性冷淡，而是每個人的孕期反應不同。這時準爸爸要多照顧準媽媽的感受，不要強迫準媽媽。準媽媽也要考慮到老公的感受，採用合理的方法幫助老公解決問題。

Q 我的肚子怎麼還不大？

A 孕期裡，準媽媽的身形變化是一人一個樣，肚子長得有早有晚有快有慢。肚子大的不一定寶寶就大，肚子小的也不一定寶寶就小，關鍵還是要看腹部超音波的各項數值，數值屬於正常範圍就可以。

孕期6月 孕期的成長

這個月裡，肚子依然會繼續長大，體重也會增加，依然經常會覺得很餓，而且會有疲勞感出現。寶寶的胎動會越來越有力量，越來越明顯。下肢浮腫的現象如果不夠注意，會比較嚴重。這個月的準媽媽即使再瘦，也能讓人一眼看出是個孕婦，盡情享受身邊的人給你的特殊照顧吧。

這個月的寶寶又在繼續長大了。他的皮膚薄薄的，皺皺的，看起來還比較瘦，但很快寶寶就會開始長脂肪了。寶寶的各項機能正在穩步發育著，這個時期的準媽媽如果發生早產，寶寶在嚴密的護理下已經存在存活的可能了，只是感染併發症的機率會非常高。

孕期6月 孕期的胎教

除了延續之前提到的各種胎教，這個月我們再加入一種好玩的胎教方法——觸壓胎教。

準媽媽平躺在床上，讓自己盡量的平靜下來。這時你可以隔著肚子摸到寶寶的身體，輕輕用手觸壓腹部，引導著寶寶在媽媽放鬆的腹部中「遊走」。這樣的訓練可以增加寶寶的肌肉力量，形成反射。經過觸壓胎教的寶寶出生後，抬頭、翻身都會比別的寶寶早。

孕期6月 孕期的運動

繼續進行先提過的運動外，這個月我們來挑戰一個更有趣的運動——游泳。有很多準媽媽難以接受游泳，其實大肚子的準媽媽穿上性感的比基尼更是別有一番韻味。

在水裡，準媽媽會暫時忘記自己是大腹便便的孕婦，水的浮力會讓你感覺身體異常輕鬆。游泳對鍛鍊準媽媽的心肺功能和肌肉力量有很好的效果，是孕期非常好的運動，準媽媽不妨嘗試並堅持下來。

需要注意的是，游泳屬於高消耗的運動，準媽媽必須要做好熱身，游泳前後補充水分，並且要控制好運動量，小心行動避免滑倒。另外，要選擇衛生條件好的游泳場所，避免細菌感染。

孕期6月 孕期的保健操

曲腿練習

準媽媽平趟在床上，雙腿併攏伸直，手放在身體兩側。盡量曲左腿，到自己能承受的極限，放平左腿。右腿做相同的動作。雙腿做相同的動作。曲腿的同時雙手向天花板方向用力伸直，配合呼吸。這個運動可以促進下肢血液循環，舒展背部肌肉，最關鍵的是鍛鍊支撐子宮的腹部肌肉。

轉動腳腕

這個動作坐在椅子上就可以進行了。很簡單，以腳踝為中心轉動腳腕，緩解因腳部浮腫帶來的不適。如果準爸爸能很貼心的配合腳部的按摩，效果更好。

孕期6月 孕期產檢

常規產檢專案，血液、尿液常規檢查、血壓、體重，子宮高度、腹圍、胎心檢查。

這個月可以自費做「妊娠糖尿病」篩查，簡稱「糖篩」，準媽媽對這項檢查要給予高度的重視和配合。按照醫生的指導進行抽血檢查，如果血糖過高，則要進一步進行糖耐量檢查，簡稱「糖耐」。如果準媽媽兩次檢查都沒有過關，則需要在醫生的指導下透過調整飲食來糾正過高的血糖，嚴重的甚至還需要注射胰島素。

yes! 孕期第六個月可能出現的問題

Q 寶寶一天都沒動了，怎麼辦？

A 最穩當的辦法就是去醫院檢查，讓醫生檢測一下寶寶的胎心。另外，準媽媽沒有注意到或寶寶累了休息一下，都有可能造成準媽媽一天沒有感覺到寶寶的胎動。市場上有一種家庭使用的聽寶寶胎心的儀器，如果你是很容易焦慮的準媽媽，不妨買一個，不放心時自己就可以聽聽寶寶的胎心。

Q 出現了妊娠糖尿病怎麼辦？

A 輕度的可以在醫生的指導下透過飲食調整，控制主食，少吃或不吃高糖水果，加強運動，簡單控制之道就是「管住嘴，邁開腿」。嚴重的需要注射胰島素，必須要在醫生的指導下進行。

Q 我開始不愛動，可以嗎？

A 到了孕期六個月，準媽媽就開始越來越累了，但是不動可不行，久坐會讓骨盆腔循環不好，加重下肢的腫脹。盡量起來活動活動，讓老公陪著散散步，再懶再累也要堅持運動。

孕期7月 孕期的成長

這一時期，準媽媽的肚子已經大腹便便，身材也會變得很胖。媽媽的身體不會有什麼特別的變化，就是肚子在有條不紊的慢慢長大著，因此準媽媽會覺得腰部、背部不適，這是身體負擔加重後的正常現象。

這個月，寶寶的體重增加的很快，此刻的寶寶塞滿了媽媽的子宮，「房子」對寶寶來說有點不夠用了。他的脂肪越來越厚，這是寶寶在儲備能量，為離開母體做好準備。寶寶的頭髮長出來了，睫毛長出來了，眼睛睜開了，可以感受到外界的光亮。

孕期7月 孕期的胎教

除了先前的胎教外，由於這個孕期的寶寶眼睛睜開了，我們就和寶寶玩有趣的光照遊戲——光照胎教。

光照胎教目前還存在著爭議，有些專家認為這種胎教方法沒有什麼科學根據。專家認為這種胎教方法沒有效果，而且會打擾寶寶的正常休息。

只要光線不那麼強烈，而且選擇寶寶胎動明顯時進行，應該沒有問題。使用弱光的手電筒，光線一定要柔和不要太強烈，在靠近寶寶頭的位置，貼在媽媽的肚皮上，寶寶既然可以感受到光線刺激，就一定能感受到那是媽媽在和她做遊戲。這是增加寶寶和外界的接觸，融合親情，訓練寶寶光線反射的好方法。

孕期7月 孕期的運動

繼續之前的運動，另外，還可以加進孕婦瑜伽。

不過瑜伽具有很強的專業性，我並不推薦準媽媽在家裡自行練習，最好還是到專業的醫療機構或健身機構，在專業的指導老師的指導下進行。老師可以有效的幫助準媽媽掌握運動的強度、幅度，安全性更有保障。

孕期7月 孕期的保健操

剪刀腿

平躺在床上，雙腿伸直。將左腿搭在右腿上，回復原位，再將右腿搭在左腿上，輪流反覆。可以運動可以促進下肢血液循環，鍛鍊髖部肌肉。

抱緊雙肩

在辦公室端坐在椅子上，背挺直，將右手搭在左肩上，左手搭在右肩上，雙臂盡量向後伸，到達自己所能承受的極限。這個動作可以緩解準媽媽背部的不適感。

孕期7月

孕期的產檢

常規產檢專案，血液、尿液常規檢查、血壓、體重、子宮高度、腹圍、胎心檢查。

這裡想強調一下，每個醫院所安排的產檢都有差別，醫生也會根據準媽媽的具體情況隨時調整檢查的內容和頻率。沒進行過B肝、C肝、梅毒、愛滋病檢查的需要檢查以上專案，血液生化檢查，包括肝腎功能等項目。

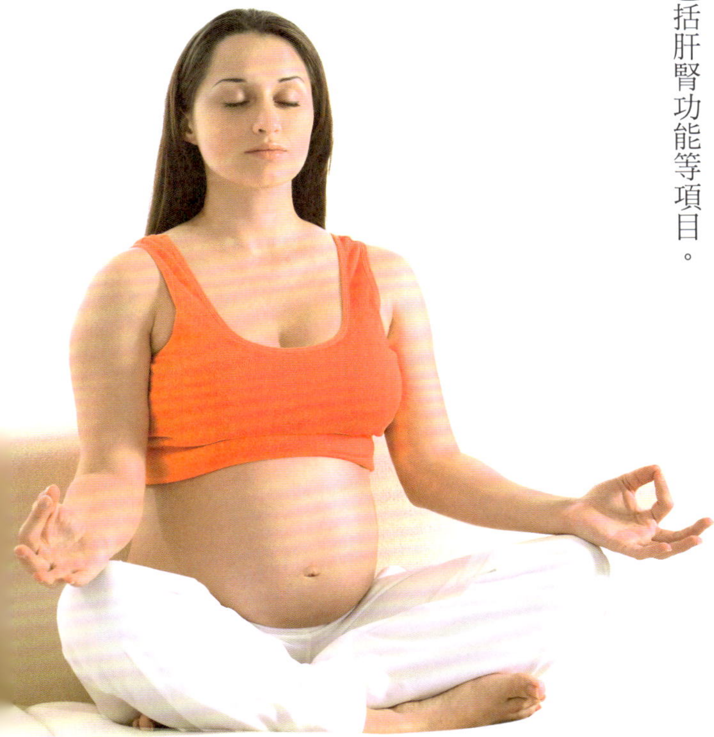

yes! 孕期第七個月可能出現的問題

Q 什麼是膽汁淤積症候群？

A 妊娠期肝內膽汁淤積症，是妊娠中晚期特發性疾病。臨床上以皮膚瘙癢，黃疸和病理上膽汁淤積為特徵，造成媽媽痛苦的同時嚴重威脅寶寶的安全。準媽媽如果出現上述症狀，必須立刻去醫院就診。

Q 我該穿什麼樣的鞋子？

A 這個時期，準媽媽彎腰繫鞋帶已經很困難了。在家，可以讓老公幫忙繫，在公司總不能讓同事幫忙繫鞋帶。建議準媽媽穿不帶鞋帶的球鞋，注意一定要跟腳。現在很流行的那種洞洞鞋，那種肥肥的款式，是陪伴準媽媽度過夏天的不錯選擇。天冷的時候，準媽媽可以選擇大一到兩碼的不帶鞋帶的厚鞋子，便於穿脱。

Q 什麼是老人們常說的「七活八不活」？

A 老人們流行一種説法，説準媽媽在孕七個月的時候早產，寶寶成活的概率要大大高於在八個月的時候早產。其實，這並沒有充足的科學依據。準媽媽還是要好好保護自己和寶寶，避免早產，一旦出現危險狀況要立刻就醫。

Chapters 3

懷孕後期（八至十個月）

恭喜你順利進入懷孕後期，此時的你走在街上常常會引來羨慕的目光，你也會發現自己像個大熊貓一樣得到大家的特殊關照。

幸福的準媽媽，再堅持三個月，肚子裡的寶寶就和媽媽見面了。這個時期，準媽媽會覺得非常辛苦，因為肚子很大，負擔很重。不過這一切都沒有關係，經歷了懷孕初期的相對痛苦和懷孕中期的相對舒服，懷孕後期由於馬上就要見到寶寶了而變得異常微妙。在重重的負擔中期待寶寶，負擔也會變得甜蜜和幸福。

迎接寶寶需要準備的東西

內衣、內褲、衣服、鞋子，我們在之前的章節都已經提到過了。這一時期，準媽媽依然要根據自己身材的變化調整這些用品的尺寸。記住一點，一切要以簡單、舒適為前提。在這個前提下，盡量讓自己漂漂亮亮的，這樣心情也會變得好一些。

除此之外，我們也可以在這一時期購買一些寶寶出生要用的物品。這些物品最好在

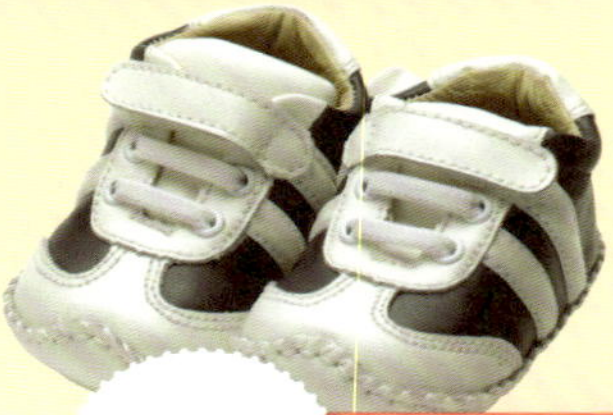

小叮嚀

寶寶需要的物品

物品	數量	用途	備註
嬰兒服	五套左右	根據寶寶出生季節選擇厚度。	純棉、淺色、開身款式
紙尿褲或尿布	二袋	不打算用紙尿褲的媽媽可以選擇用純棉尿布。	尿布雖說對寶寶皮膚好，但寶寶一尿屁股就濕濕的，也容易醒，特別是晚上，媽媽可根據自己的需要選擇用尿布還是紙尿褲。
盆	五個左右	寶寶洗澡、洗臉、洗臀、洗寶寶衣服都會用到。	根據用途在盆上做記號，防止發生炎症，交叉感染。
洗澡盆浴網	一個	寶寶洗澡會動來動去，洗澡盆浴網可以固定寶寶，防止寶寶嗆水	剛出生的寶寶一定會用得到，可以讓洗澡更容易，寶寶也更舒服。
水溫計	二個	寶寶洗澡的時候可以先用溫度計量一下，確保水溫的準確。	寶寶皮膚很嬌嫩，對水溫的要求很高。
醫用棉花棒	二盒	寶寶清理耳朵、護理臍帶都用得到。	棉花棒很柔軟，不會弄痛寶寶。

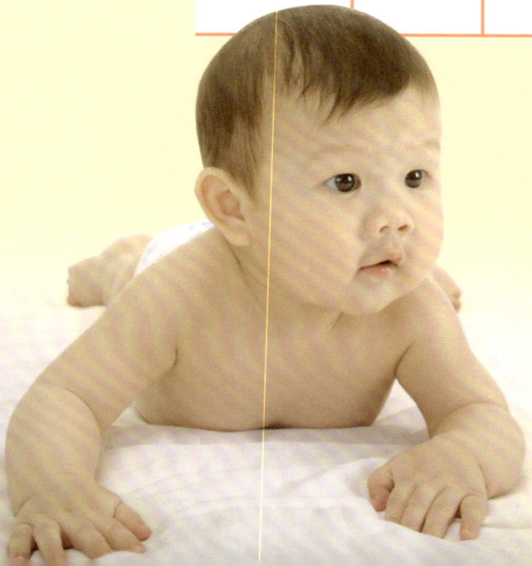

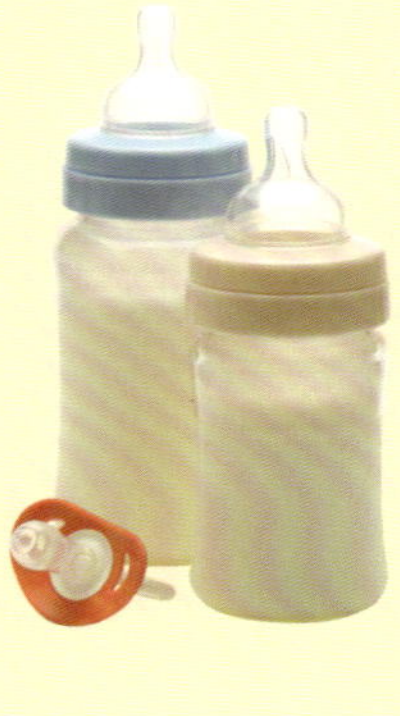

小叮嚀

寶寶需要的物品

物品	數量	用途	備註
最小包裝的奶粉	一包	剛生產過的媽媽奶水還沒下來之前應急用的。	考慮到保質期的問題，這個可以稍晚再買，不必準備太多，以免浪費。
奶瓶	二個	乳汁豐沛的媽媽媽媽可以把多出的奶水存起來放冰箱，熱一下用奶瓶裝起來給寶寶食用。	至少準備兩個，輪換使用。同時，也可購置瓶刷、消毒鍋，以備熱奶和洗奶瓶用。
嬰兒杓	二個	餵寶寶時會用到，寶寶稍大一些用得更多。	建議買矽膠的，很軟，不會傷害到寶寶。
口巾、嬰兒專用濕巾	各十包	口巾擦嘴，嬰兒專用濕巾用來做日常清潔和擦屁屁。	寶寶經常用得到，不妨多準備一些。
嬰兒被	二套以上	根據寶寶出生的月份選擇厚度，確保寶寶的保暖性和舒適度。	建議相同厚度的準備兩個以上，以備不時之需；同時，可購置嬰兒床單和床幃。
嬰兒定型枕	二個	嬰兒頭型很容易睡偏睡平，所以還是用定型枕比較好。	新生兒頸部平直，用枕頭寶寶的頸椎會產生壓迫，所以嬰兒四個月以內，不建議用枕頭。
嬰兒毛巾被	二至三張	寶寶洗澡後可以用來擦身，夏天也可以當被子蓋。	材質要純棉、柔軟的，建議選擇淺色的。

懷孕後期剛剛開始時買，再晚的話準媽媽負擔就太大了，也會非常辛苦。買東西時，準媽媽最好有家人或朋友陪伴，以保障安全。準媽媽要注意自己的身體情況，不能讓自己過度勞累，也不要提過重的東西。

準媽媽可以選擇在八個月的時候，集中購買一些嬰兒出生的物品，列好計畫，集中購買，節省時間還能鍛鍊身體，不會漏掉重要的東西還能避免重複和浪費。這個月的購買重點就是寶寶的用品，這個時期也需要提前購買一些媽媽住院和月子裡可能用到的物品。可能有人會問，為什麼要這麼晚才開始著手買東西。

其實，這真是我的經驗之談。我懷孕時和老公很早就開始著手給寶寶買東西，結果在漫長的孕期裡毫無計畫的採購，買了很多重複甚至到現在都用不到的東西。而且像兒童床、兒童車這類體積大的物品，過早的買回來堆在家裡太占地方。

懷孕後期的妊娠反應

沒有什麼能比這個更讓人激動的了，十月懷胎，進入了衝刺階段，準媽媽們，勝利在望，加油！

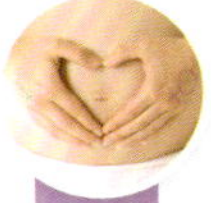

懷孕後期大腹便便帶來的困擾

到了懷孕後期，準媽媽的腹圍會大得非常快，幾乎每周都有變化。到了快生產的第十個月，準媽媽的腹圍最大可以到一百公分。我懷孕時腹圍就很大，接近臨產的時候腹圍已經突破了一百公分，用大腹便便來形容一點都不為過，準媽媽會因此常常覺得很勞累，負擔很重。

由於肚子非常大，準媽媽會感覺到五臟六腑都被擠到一邊，胃部會覺得很不舒服，總覺得經常餓，但吃一點就會飽了。我認識一個朋友，生下孩子之後，立刻就喊餓，一口氣吃下一個六吋的披薩，寶寶終於把胃的空間騰出來了。到了懷孕十個月，隨著寶寶慢慢進入骨盆，胃部被擠壓的感覺會有所減輕。

肋骨也會被寶寶頂得很痛，肚子裡時常會鼓起一個一個的大包。尿頻的現象更加明顯了，甚至會出現尿失禁的現象，那是膀胱被子宮擠壓的結果。

由於內臟受擠壓，負荷過重，準媽媽也會出現心慌、心悸的現象。子宮收縮會開始出現，但準媽媽需要正確區分子宮收縮與假性子宮收縮，這個我們會在後面介紹。

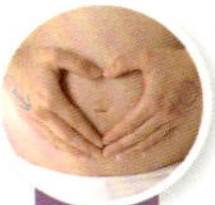

要成為媽媽了，我真的可以嗎？

如果說懷孕初期的心理是煩躁，懷孕中期的心理是茫然，那麼到了懷孕後期，準媽媽的心理一般都是緊張和惶恐。

首先，由於懷孕後期大肚子帶來的困擾，常常會影響準媽媽的心情。吃不下飯、肋骨痛，負擔大，尿頻甚至尿失禁，種種現象會讓準媽媽很煩惱。

其次，由於對生產環節的恐懼，也會讓準媽媽很緊張。越到懷孕後期，這種感覺就越強烈：「都說生孩子是鬼門關上走一遭，真的那麼可怕？都說生孩子特別痛，真的那麼痛？我到底是自然產還是剖腹產，哪個舒服一些？……」諸如此類的問題，常常成為準媽媽的困擾。

最後，是對未來生活的惶恐：「家裡來了一個小生命，我準備好了嗎？我會照顧孩子嗎？我會是一個合格的好媽媽嗎？我能把孩子平安健康的帶大嗎？」越到臨產，這樣的問題越會成為準媽媽的困擾。

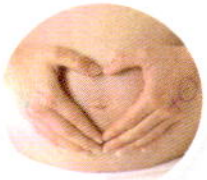

面對這些，我該怎麼做？

生理的問題

準媽媽到了懷孕後期會非常累，沒辦法，一個體重增長了幾十斤的大胖子，天天挺著個大肚子出來進去的，一定會覺得很疲倦。

準媽媽在這一時期，可以調整一下運動的內容，選擇一些輕鬆、放鬆的運動項目，鍛鍊身體又能放鬆身心。如果感覺心慌氣短的厲害，就需要諮詢醫生，進行心臟檢查，需要的話可以去吸氧來解決這一問題。

準媽媽在這一時期應該少食多餐，減少胃部的負擔，又不至於缺失營養。

心理的問題

大肚子的困擾。準媽媽需要調節自己的心情。用「馬上就要和寶寶見面了」、「堅持就是勝利」一類勵志的話安慰一下自己，可以以適合自己的方法適當放鬆自己。

對於生產環節的恐懼，其實大可不必。按時去產檢，讓醫生幫助選擇適合自己的生產方法，盡可能地學習這種生產方法的注意事項，這些都能很大程度的緩解心理上的緊張。生孩子是痛，但不是所有的媽媽都堅持過來了嗎？人家能，你就能！

對於未來生活的惶恐，更是完全沒有必要。我們需要對生活有所計畫，但完全沒有必要為了將來而惶恐。放鬆心情，認真學習，努力去做，一切問題都會迎刃而解，相信自己，一定沒問題！

懷孕後期的營養儲備

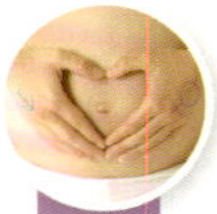

如何選擇合宜的飲食

好像每一個時期，我們都在強調飲食營養的重要。其實，不止是準媽媽，任何人都應該注意科學地從飲食中攝取營養，由於準媽媽肩負著孕育寶寶的重任，顯得尤為重要。

懷孕後期是寶寶腦部發育的高峰期，因此這一時期準媽媽需要格外注意營養的補充。準媽媽需要有針對性的重點補充寶寶腦部發育需要的營養物質，同時也要注意透過飲食積蓄能量，以備生產時保持充足的體力。此外，到了懷孕後期準媽媽要開始繼續營養，為哺乳做好準備。

懷孕後期準媽媽所需的營養和之前沒有太大的差別。要注意蛋白質、鐵、鈣的補充，多吃新鮮的水果蔬菜，補充各種維生素和微量元素。多吃些富含纖維的食物，防止便祕，注意不要過量食用冷飲。

懷孕後期準媽媽應該多吃一些富含脂肪酸和DHA的食物。脂肪酸和DHA是寶寶腦發育、視力發育所必須的物質。常見的富含不飽和脂肪酸的食物有核桃、芝麻、花生、豆類、優酪乳、蘋果等。含有DHA的素食不是很多，蔬菜中馬齒莧算是不錯的選擇，另外菠菜、菜花也含有少量的DHA。

懷孕後期準媽媽的水腫現象會特別嚴重，不止下肢，甚至手都會有腫脹的感覺。因此，準媽媽可以多吃一些利水的食物，比如蘿蔔、冬瓜。

準媽媽馬上就要面臨生產的問題，因此需要補充一些膠原蛋白，增加皮膚彈性，有利於傷口的癒合，含有膠原蛋白的素食主要有銀耳、木耳、海帶、蘋果、山藥、蘆薈、糯米等。

懷孕後期飲食上的禁忌

懷孕後期準媽媽在飲食上要少吃多餐，內容豐富，但依然不提倡大補。

前面提到的山楂、菸酒、辛辣、咖啡、濃茶、碳酸飲料、味精、甜食、人參、桂圓、添加劑等在懷孕後期依然不能食用。

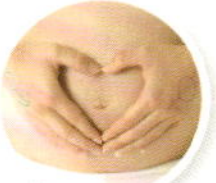

懷孕初期和懷孕中期給大家提供了參考的食譜，可能有的準媽媽會認為其中的早餐複雜得有些不切實際。確實，除非你是不用上班的準媽媽或家裡有傭人的準媽媽，很少有人能在忙碌的早晨準備如此豐富、變化多端的早餐。

但大家可以根據所列出的內容，盡自己所能把早餐準備得豐富一些。最理想的早餐裡必須要有基本的幾個元素，蛋白質、主食、青菜。每天應該保證吃一至兩個雞蛋，喝牛奶，早晨食用也

準爸媽的百寶箱

yes! 懷孕後期飲食需知

* 不吃容易飽的食物。由於準媽媽胃部受到擠壓，應該多選擇一些體積小、營養豐富的食物，比如雞蛋、堅果類、綠葉青菜等。像馬鈴薯、紅番薯一類體積大，很容易造成飽腹感的食物要少吃。
* 控制鹽分的攝入，過多的鹽分會加重水腫。
* 少食多餐，既解決了每頓吃得少的問題，又不會造成營養的缺失。
* 營養均衡全面，不挑食，不偏食。當然絕對禁止食用的食物一定不要食用。

可以，一天的其他時間食用也可以。

懷孕後期就不再提供食譜給大家，參照之前的食譜完全可以應對懷孕後期所需的營養。懷孕後期，準媽媽可以多吃一些蘿蔔、冬瓜等利水的食物，少吃紅番薯、馬鈴薯之類漲肚的食物，在懷孕初期、中期的食譜的基礎上，簡單的調整就可以。

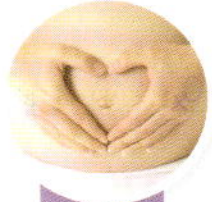

醫生告訴我這樣做

1.合理控制體重。懷孕後期準媽媽一定要繼續注意合理控制體重，肚子長得快已經給準媽媽造成了身體上的負擔，如果再過度肥胖就會更加痛苦。

2.膽固醇高、糖分含量高的食物少吃或不吃。

3.藥品要在醫生的指導下使用，不要亂吃保健品，除非醫生認為你需要額外補充。

懷孕後期的疾病

懷孕後期很多準媽媽會有這樣的錯誤觀念，寶寶發育已經基本成熟，生病已經不會對寶寶有什麼影響，這種觀點非常錯誤，我舉兩個例子，都是發生在我身邊的真實事例。

一個準媽媽在懷孕後期得了感冒，起初沒有在意，結果沒想到感冒是病毒性感冒，等意識到問題的嚴重性時，再去醫院，醫生說孩子已經發生子宮內病毒感染，必須提前剖腹產。早產的寶寶不僅體質很弱，更嚴重的是有了輕度的腦性麻痹，幸運的是程度較輕，透過後期的康復訓練可以恢復到健康孩子的水準。產生的花費不說，孩子和大人所遭受的心理打擊已經無法撫平。

另一個準媽媽在懷孕後期陰道炎加重，沒有重視，結果提前破水，住院安胎了將近一個月，還是早產了。早產的孩子體質弱，要住暖箱，經濟上蒙受損失，心理上遭遇重創。

幸運的是，我上面提到的兩個孩子在醫院的大力幫助下，已經恢復健康。舉這兩個例子就是想告訴大家，在懷孕後期準媽媽們一定不要對疾病掉以輕心。我們在前面的章節中提到很多孕期疾病，感冒、腹瀉、陰道炎症、便祕、貧血、缺鈣、妊娠高血壓、妊娠糖尿病、水腫、尿頻等，這些疾病在孕期的任何時候都可能發生，始終要高度重視，主動預防，如果患病，要立刻向醫生請教應對方法，切不可忽視。

此外，懷孕後期還有幾種疾病要特別重視：

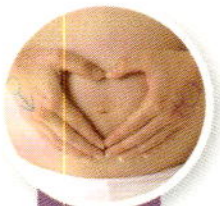

腎盂腎炎

如果準媽媽出現高熱、腰痛、尿頻、尿痛的現象，需要注意是否患上腎盂腎炎。腎盂腎炎在懷孕後期可能會造成早產，威脅寶寶的安全。如果患上腎盂腎炎，必須要在醫生的指導下治療，必須要重視。準媽媽要注意合理運動，適量飲水預防這疾病。

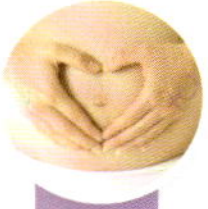

羊水早破

前面提到的第二個例子就是羊水早破。除了炎症感染易造成羊水早破外，羊水過多、胎位不正、多胎以及不當的性生活都能引發羊水早破。發生羊水早破時，準媽媽會感覺到有水從陰道裡流出，這時應該平躺，抬高臀部，立刻去醫院就醫，然後醫生會根據準媽媽的實際情況採取措施。羊水早破非常危險，容易發生嚴重感染，引發敗血症、早產。

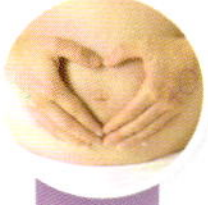

胎盤早剝

妊娠高血壓症候群的準媽媽極易發生胎盤早剝，此外摔跤等嚴重撞擊也可能發生。發生胎盤早剝，準媽媽陰道大量出血並伴隨腹痛，必須立刻去醫院就診。

羊水異常

正常足月妊娠羊水量約一千毫升左右，如果超過兩千毫升即為羊水過多，少於三百毫升為羊水過少。產檢時醫生會檢測準媽媽的羊水值，如果發生過多或過少的異常現象，需要立刻就醫。

過期妊娠

如果到了孕周的第四十二周，還沒有生產，就叫做過期妊娠。發生過期妊娠後，準媽媽應該立刻住院，醫生會根據準媽媽的實際情況採取措施，必要時會選擇催生。超過四十二周，容易發生胎盤老化、羊水不足等，會威脅到寶寶的安全。

早產

臨床上三十七周的胎兒稱為足月，在此之前出生就叫做早產，或胎兒體重小於兩千五百公克，身長不足四十五公分都屬於早產兒。早產兒體質弱，非常容易出現問題，所以準媽媽應特別注意，避免早產。

懷孕後期的日常護理

懷孕後期準媽媽的健康手冊

* 飲食均衡，營養豐富，少食多餐。
* 適量飲水。
* 適量運動。
* 衣服、鞋子要輕便舒服。
* 事事小心，避免早產。
* 按時產檢。
* 二十八至三十二周避免激烈的性生活，三十二周以後嚴禁性生活。

懷孕後期的禁忌

擔心身體過胖而不科學的節制飲食。懷孕後期的營養很重要，準媽媽不要擔心自己過胖而不科學的節制飲食。即使你出現了體重增加過快、妊娠糖尿病等狀況需要控制飲食，也需要在醫生的指導下進行。

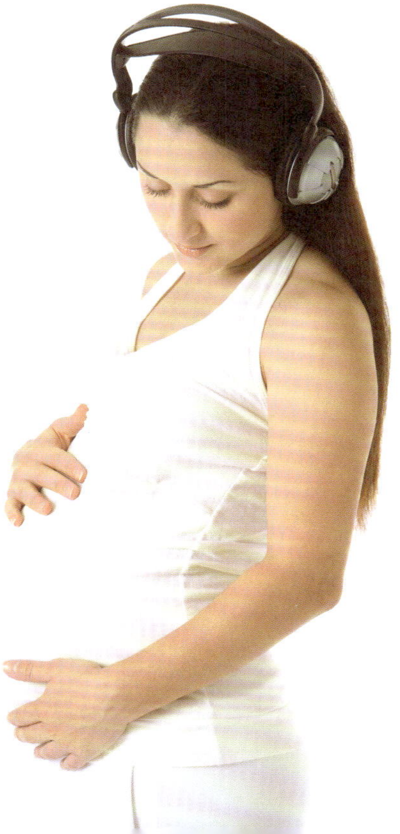

擔心尿頻和尿失禁而不喝水。職場準媽媽會因為尿頻帶來很多煩惱，這個問題到懷孕後期會更嚴重，由於膀胱受到嚴重擠壓，有時準媽媽一咳嗽都能咳出尿來，非常尷尬。但準媽媽千萬不要因為擔心這些尷尬就不喝水，不喝水會造成泌尿系統感染，患上尿道炎、腎盂腎炎等疾病，非常麻煩。

怕麻煩不去產檢。懷孕後期產檢的頻率會增加，最後一個月會每周一次，如果出現問題會更加頻繁。準媽媽必須要按時產檢，不能因為怕麻煩、耽誤工作就不去產檢。懷孕後期可能出現的狀況比較多，需要在醫生的指導和幫助下共同處理。懷孕後期要定期做胎心檢測，瞭解寶寶的身體情況，這些都不容忽視。

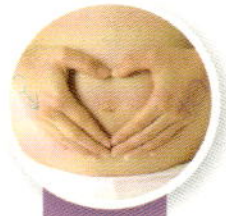

寶寶，媽媽會保護你

懷孕後期，媽媽對寶寶的保護分成兩方面，一方面是為寶寶提供豐富的營養，一方面是保護好寶寶，避免因早產而使寶寶受到傷害。

1. 注意營養物質的攝入。
2. 避免性生活。
3. 發生可能引發早產的疾病及時去醫院就醫。
4. 萬事小心，安全第一。

小叮嚀

準爸爸該做的事

為了寶寶，為了妻子	事項	原因	備註
準爸爸必須做的事	照顧好妻子的起居	準媽媽肚子大行動不便，很多平時能做的事情都做不了了。	穿襪子、提鞋、繫鞋帶、洗腳、擦腳，凡是需要彎腰的，準爸爸得多多幫忙。
	胎教	隨著寶寶的長大，胎教越發重要。	準爸爸要多和寶寶交流，唱歌講故事，還有愛撫。
	為準媽媽準備豐富的三餐	準媽媽肚子大，下廚房做飯有困難，準爸爸要及時幫忙。	按照飲食的禁忌和均衡營養有重點的要求準備。
	陪著妻子運動	懷孕後期準媽媽由於負擔大，常常不愛動，但適量的運動對生產非常有幫助。	準爸爸陪著妻子散散步，做操既能幫助妻子鍛鍊身體又能幫助準媽媽緩解緊張情緒。
準爸爸不能做的	沒有控制的性生活	懷孕後期性生活容易造成羊膜早破，羊水感染，威脅寶寶安全和準媽媽的健康。	可以透過其他方式解決問題；三十二周以後絕對禁止性生活。
	漠不關心	懷孕後期很容易出現早產，準爸爸要密切關注準媽媽的身體狀況。	盡量陪著妻子產檢，及時發現和處理問題，給妻子心靈的慰藉。
	惶恐	其實對於未來，準爸爸也會有些惶恐，畢竟是第一次當爸爸。	準爸爸可以多看看書或和別人取經，來打消內心的恐懼，注意千萬不要把這種情緒傳遞給準媽媽。

yes! 準爸爸的注意事項

為了迎接寶寶的出生，準爸爸要怎麼做？教你幾招輕鬆應對：

* 陪妻子產檢。
* 讀一些孕產方面的書籍，要對分娩有基本的認識。
* 和醫生一起幫助妻子確定分娩方式。
* 熟悉分娩的醫院，包括病房位置，醫護人員情況，交通路線甚至停車情況等。
* 和妻子一起準備準媽媽生產以及寶寶出生所需的物品，幫忙查缺補漏。
* 保持通訊設備的隨時暢通，每天定時給妻子打電話詢問情況。
* 盡量給予妻子最周全的照顧。
* 陪伴妻子參加醫院或母嬰機構主辦的育兒課堂，學會最基本的照顧寶寶的技能，比如洗澡、換尿布、撫觸等。

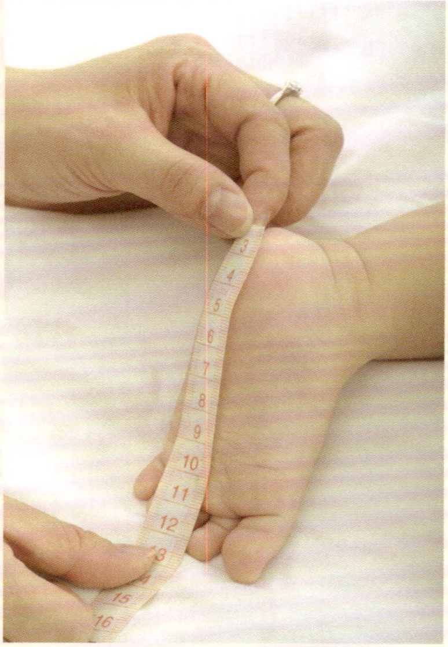

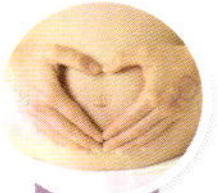

準爸爸的心理調適

到了懷孕後期，準媽媽緊張，準爸爸也緊張。這時的準爸爸需要做好心理調適，準爸爸的緊張情緒會影響到準媽媽，所以更加需要放鬆。

解決心理問題，準爸爸要這麼做：

1.瞭解生產和育兒的有關知識。

2.和準媽媽一起放鬆心情，彼此鼓勵，相互支持。

3.多和其他準爸爸學習交流，相互探討，相互學習，弄明白「其實當爸爸一點不可怕」。

職場準媽媽的備孕手冊

肚子大了，工作真的很辛苦。但還是推薦準媽媽可以盡量延長工作的時間，當然，如果你的工作非常辛苦就另當別論了。如果身體狀況完全允許你繼續工作，工作到三十八周左右是完全沒有問題的。

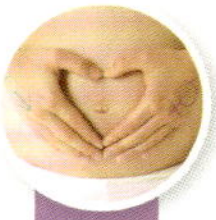

懷孕和工作也可以兩全其美

懷孕後期的懷孕生活和工作一樣可以兩全其美。之所以提倡準媽媽在身體允許的情況下盡量延長工作時間，主要是如下原因：

1.工作可以幫助你分散精力，緩解對生產的恐懼。如果不上班，自己在家胡思亂想，也許會越想越覺得可怕。

2.同事的陪伴會讓你溫暖。在工作的地方和同事們在一起，可以很好的緩解獨自在家待產的寂寞，讓你的懷孕後期生活更加快樂。

3.能多學習一些知識。同事中一定有對於懷孕生產及帶寶寶有經驗的媽媽，多向她們取取經，學到的都是非常實用的孕產育兒知識。

4.突發問題有人照顧。如果不上班就要自己在家的準媽媽，在工作的地方或許更安全一些。如果突然出現問題，同事可以及時把準媽媽送入醫院。

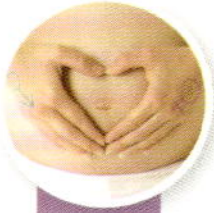

懷孕後期的工作注意事項

檔案夾掉在地上要麻煩同事幫忙撿起來，開會坐得稍微久一些，沒人扶就站不起來了，在眾目睽睽之下，一趟一趟地挺著大肚子去廁所……確實，懷孕後期工作和懷孕之間，矛盾多多。

懷孕初期和懷孕中期的問題依然困擾著你，但我們已經學會應對的方法。這時，懷孕後期的新問題又出現了。

經常要麻煩同事

撿起掉在地下的檔案夾這樣的小事，懷孕後期的準媽媽做起來都非常困難。懷孕後期準媽媽的大肚子，常常會讓準媽媽不得不麻煩同事幫忙，次數多了，如果處理方式不當就會給同事帶來麻煩和困擾。

正確的應對方案：

1. 能自己處理的就盡量處理，不要什麼事情都麻煩同事。
2. 如果不得已麻煩同事，一定要表示感謝。
3. 給經常被你打擾的同事送些小禮物，或請他們吃頓飯，表示感謝。

錯誤的應對方案：要面子不求人，自己逞強，或對幫助自己的人不心存感激，認為人家照顧你是應該的。

肚子太大，很容易腰痠背痛怎麼辦？

懷孕後期準媽媽常常會感到腰痠背痛，辦公室一族的準媽媽更是如此。

正確的應對方案：

1.坐在位子上伸伸胳膊，做做轉身的運動。

2.從座位上起身活動一下。

3.如果覺得特別不舒服難以忍受，要及時休息。

錯誤的應對方案：長期保持一個姿勢或不舒服硬撐著不肯休息。

午餐該怎麼解決？

我們在不同時期都提出很多職場準媽媽可能遇到的問題，其實這些問題的絕大多數，都不是某個時期所特有的，都有其共通性在裡面。現在說的午餐問題，也是孕期裡的任何時期都會遇到的。只是到了懷孕後期，由於準媽媽要為生產積蓄能量，這個問題就顯得尤為重要。

正確的應對方案：

1.如果工作的地方有餐廳，就在餐廳選擇適合懷孕後期的食物。

2.如果沒有餐廳，需要在外就餐，一定要選擇衛生有保證的地方用餐。

3.可以自己帶飯，中午加熱一下，只是會比較辛苦。

錯誤的應對方案：胡亂吃午餐，不顧及營養和衛生。

越來越頻繁的產檢該怎麼請假？

懷孕後期的產檢會更頻繁，開始是兩週一次，最後一個月是每週一次。頻繁的產檢肯定會對工作造成更大的影響。

正確的應對方案：

1. 盡量早去醫院。醫院一開門就去就診，產檢結束後回公司工作。
2. 提前和主管打好招呼，讓主管心裡有所準備。
3. 選擇周末產檢。

錯誤的應對方案：擅自更改產檢頻率。

在公司出現危險怎麼處理？

如果準媽媽在工作中不幸出現可能引發早產的危險情況，應該怎麼處理？

1. 立刻躺平，盡量放鬆。尤其是發生羊水早破的情況，應該盡快躺平，墊高臀部。
2. 請同事立刻打急救電話，或由同事幫忙送至醫院急診。
3. 請同事立刻通知家人。

錯誤的應對方案：忽視問題的重要性，有危險不處理。

懷孕後期職場準媽媽兼顧工作懷孕的決勝方案

* 根據自己的身體情況選擇工作到孕期第幾周。
* 要特別注意安全，按時產檢。
* 如果出現早產的徵象，必須立刻停止工作及時就醫。
* 保持良好的同事關係和輕鬆的工作氛圍。
* 身體不舒服，和主管說明情況，及時休息或就醫。

此外懷孕後期的準媽媽不宜乘坐飛機，航空公司也禁止懷孕後期準媽媽乘坐飛機。準媽媽最好隨身攜帶自己的產檢病歷，以備不時之需。

準媽媽、準爸爸的「性」福生活

懷孕後期性生活的注意事項

懷孕後期的性生活，準爸爸和準媽媽要格外注意。一般來說，二十八周到三十二周是可以進行性生活的，但一定要多加注意，避免發生羊水早破的現象。這個時期內應減少性生活次數，要注意不要壓迫準媽媽的肚子。要避免過於強烈的刺激，動作要緩和，時間也不宜過長，醫生建議不超過三分鐘。

三十二周以後，由於子宮下沉、宮口張開，進行性生活極易造成羊水感染，危害媽媽的身體健康，威脅寶寶的安全，因此，孕期的最後兩個月，應該嚴格禁止性生活。

懷孕後期性生活要注意衛生，避免發生感染。準爸爸要充分尊重準媽媽的生理特點，不可以強行進行性交。準爸爸和準媽媽在這一時期要學會控制感情，避免沒有必要的性刺激，可以選擇分床睡。

有下列情況的，應該嚴格禁止性生活

* 患有可能引發早產的疾病。
* 胎盤前置或胎盤過低。
* 有陰道感染。

適合懷孕後期的性生活形式

* 後進式體位。
* 以親吻、擁抱和愛撫代替性交，解決準媽媽的生理需求。

＊以其他方式解決準爸爸的生理需求。

到了二十八周，性生活還是有風險。即便在相對安全的第八個月，性生活也存在著一定的危險，如果發生了羊水早破，對準媽媽和寶寶都有很大的威脅。而且性生活中，夫妻雙方極易失去理智，很難控制住性生活的時間和強度，如果因此發生不好的事情，是誰也不願意看到的。

孕期的最後兩個月是絕對禁止性生活的，在孕期的第八個月，能不性交就盡量避免。

懷孕後期的每月指南

孕期8月 孕期的成長

到了孕期八個月，準媽媽的腹圍可以到達九十公分左右，子宮的高度到達肚臍和心窩之間。體重會繼續增加，不少準媽媽開始越來越胖，不止肚子會大，全身都會發胖。

這個月寶寶的身材比例和足月出生的寶寶已經沒有區別了，只是會比較瘦一些。寶寶的呼吸、吞嚥已經很好，對光線也越發敏感，能區分白天和黑夜、睡覺和清醒了。雖然寶寶佔據子宮的很大空間，但仍然不會影響他的運動。

孕期8月 孕期的胎教

我們之前介紹了很多的胎教方法，這個月可以再加入一個按摩胎教。

寶寶越來越大，媽媽可以很好的掌握寶寶的「行蹤」了，寶寶的身體在媽媽的肚子裡越來越明顯，媽媽可以摸到寶寶的頭、寶寶的屁股。這時媽媽平躺在床上，盡量排空肚子，然後隔著肚子以手輕輕撫摸寶寶的身體，從下到上，從右到左，輕輕撫摸，這種胎教方法可以增強寶寶的觸感。

孕期8月 孕期的運動

之前提到的運動專案，準媽媽可以根據自己的身體狀況自己選擇。到了孕期的第八個月，準媽媽一般會覺得身體負擔大，比較容易累，因此，準媽媽可以根據自己的身體狀況自行調整運動量，只要能堅持，之前提到的運動都可以繼續做。

另外，在懷孕後期的這三個月裡，我們可以針對分娩進行放鬆骨盆、鍛鍊會陰肌肉的孕婦體操。

孕期 8

孕期的保健操

雙膝搖擺

平躺在床上，屈膝，雙手抱頭放鬆背部肌肉。雙膝同時導向身體的一側，盡量靠近床面，回到原位，再倒向另一側。這體操可以有效的練習骨盆的肌肉和骨骼，有助順產。

腹肌練習

平躺在床上，雙手壓在腰下，屈膝。腰部用力向下壓手，然後放鬆。這個運動很輕鬆，很簡單，卻可以有效的鍛鍊腹肌，有助順產。

孕期 8

孕期的產檢

從二十八周開始，也就是進入孕期的第八個月，一直到孕期的第九個月，需要每兩周進行一次產檢。常規產檢包括：尿液常規檢查、血壓、體重、子宮高度、腹圍、胎心檢查等。

yes! 孕期第八個月可能出現的問題

Q 我浮腫得很厲害，怎麼辦？

A 到了懷孕後期，準媽媽一般都會出現不同程度的浮腫，下肢尤為嚴重，有時手指都會是腫脹的。醫生在產檢時會檢查準媽媽身體浮腫的情況，如果很嚴重，會懷疑妊娠高血壓症候群，需要透過檢查血壓和尿蛋白確認。因此，準媽媽如果發現自己浮腫的很厲害，要及時告知醫生或主動去醫院接受檢查，避免出現危險。

如果能排除妊高症，準媽媽需要注意飲食上少鹽，多運動促進代謝，避免久坐。

Q 寶寶頂得我肋骨好痛，怎麼辦？

A 寶寶越來越大，頂得媽媽肋骨好痛。這個問題，很多準媽媽都會遇到，這時準媽媽可以選擇換一下姿勢來調整，或透過撫摸和觸壓的方法和寶寶「協商」，讓寶寶換個姿勢。

Q 睡覺時我該採取什麼樣的姿勢，才能確保寶寶安全？

A 懷孕後期準媽媽睡覺是個大問題，肚子大大的，不知道該怎麼放好了。市場上有一種孕婦的睡枕，準媽媽可以買來幫助睡眠。此外，懷孕後期準媽媽盡量不要採取平臥的方式睡覺，這樣容易造成寶寶子宮內缺氧。首推的姿勢是左側臥，右側臥也可以。之所以選擇左側臥，是因為子宮是右旋的，如果右側臥睡會使子宮右旋加重，造成胎兒窒息。但也有醫生說右側臥沒有問題，而且準媽媽入睡後，自己到底朝哪邊側也不是自己能控制的。因此，建議準媽媽盡量左側睡，那是最安全的姿勢。

孕期9月 孕期的成長

準媽媽的肚子已經好大了，子宮一直長到了心窩，胸悶氣短，吃不下飯，負擔很重。這個月的寶寶依然在茁壯成長，這個時期寶寶每天的體重在增加二十八公克，寶寶正在以飛快的速度長大著。有的準媽媽為了寶寶按時入學等原因，選擇提前剖腹產是非常不好的，有一種說法是說寶寶在媽媽肚子裡長一天相當於出生後長一周。這時的寶寶已經是個有頭髮、有指甲的小朋友。別忘了，到這個月結束時，寶寶就足月了。這個月一過，寶寶如果出生並且體重身長都合格的話，就不是早產兒了。

孕期9月 孕期的胎教

這個月來說說準爸爸參與胎教的重要性。很多人認為，寶寶在準媽媽的肚子裡，胎教由媽媽來做天經地義。其實，準爸爸在胎教中一樣有非常重要的作用。有研究指出，胎兒對於準爸爸富有磁性的男性聲音更為敏感和喜愛，而且準爸爸的撫摸、觸壓可以更好地增進夫妻感情，增進準爸爸和未來寶寶的感情。因此，準爸爸可以參與到胎教中來，陪準媽媽做運動，和胎兒聊聊天，給胎兒唱歌、講故事，對胎兒進行撫摸和觸壓，這對於寶寶的發育也是非常有益的。

孕期9月 孕期的運動

進入第九個月，準媽媽的負擔已經非常大，一些比較消耗體力的運動項目就不要進行了。散步、孕婦體操這些比較簡單安全的運動項目一定要堅持，透過這些運動來幫助準媽媽增強體力，鍛鍊肌肉，迎接寶寶的出生。

孕期9月 孕期的保健操

含胸運動

準媽媽坐在椅子上，挺直背部，讓背部肌肉緊張起來。然後含胸，垂肩，盡量放鬆自己，幾秒鐘後再挺直，然後再放鬆。這節操可以鍛鍊背部肌肉，緩解背部的不適。

會陰肌肉鍛鍊

隨時都可以進行，偷偷的，不會被別人發現，非常簡單。準媽媽收緊會陰、尿道和肛門，堅持幾秒再放鬆，再收緊。這樣可以練習會陰肌肉的控制能力，幫助分娩。

孕期9月 孕期的產檢

這個月的產檢依然是兩次，第一次在三十四周，檢查專案尿液常規檢查、血壓、體重、子宮高度、腹圍、胎心監測。

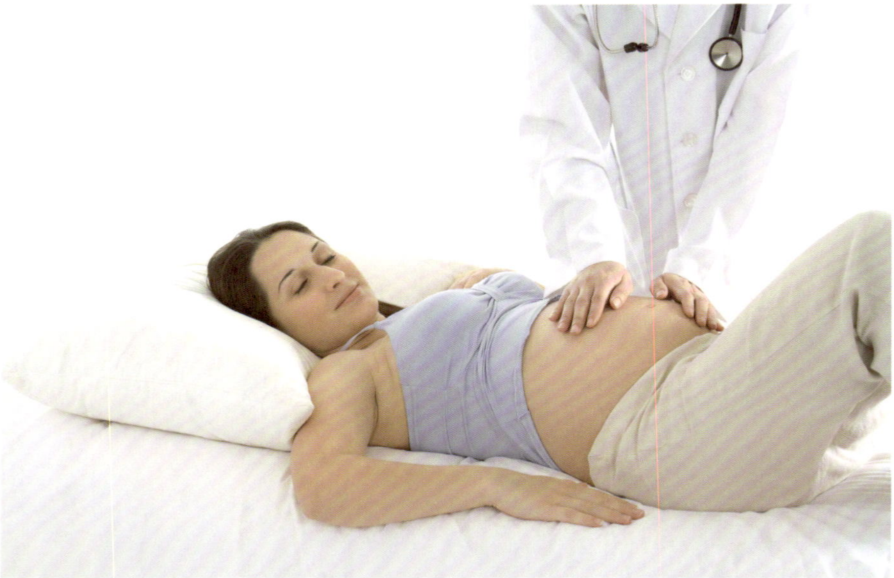

yes! 孕期第九個月可能出現的問題

Q 恥骨很痛怎麼辦？

A 到了懷孕後期由於子宮的壓迫，很多準媽媽會出現恥骨疼痛的現象，有的痛到無法走路的程度。如果準媽媽出現了恥骨痛，就要臥床休息、減少活動。還需要排除一下是否有恥骨聯合關節軟骨炎，如果有炎症，則需要在醫生的指導下進行消炎治療。一般準媽媽的恥骨痛在產後就會自行好轉。

Q 出現尿失禁的現象怎麼辦？

A 懷孕後期準媽媽由於膀胱受壓，很容易出現尿失禁的情況，非常尷尬。如果準媽媽出現這情況，伴有疼痛，則需要去醫院檢查是否有炎症感染。如果沒有，建議準媽媽勤換內褲，保持清爽，不推薦使用護墊，容易滋生細菌，導致感染；如果準媽媽習慣使用，必須經常更換，保持衛生。

Q 醫生說胎位不正，怎麼辦？

A 正常的胎位應該是頭下臀上，如果不是這樣，都叫做胎位不正。如果排除了可能造成胎位不正的骨盆狹窄、多胎、子宮畸形等原因，單純的胎位不正可以透過做體操來糾正，很多人就是以這個方法及時糾正胎位，成功順產。在硬板床上，胸膝著床，臀部抬高，大腿和床垂直，胸部要盡量接近床面。每天早晚各一次，每次做十五分鐘，連續做一周，然後去醫院檢查是否糾正了胎位。胎位不正不會對寶寶造成傷害，只是胎位不正一般不能順產。準媽媽沒有必要因為胎位不正的事兒特別糾結，能順利的把寶寶生出來就好。

孕期10月 孕期的成長

進入孕期的最後一個月，準媽媽的肚子越發突出，子宮下沉，準媽媽會感覺胃部不那麼頂著了。子宮會出現輕度的收縮，這個月準媽媽要每週接受產檢，密切關注寶寶的狀況。

這個月，寶寶也為迎接自己的出生緊鑼密鼓的準備著。狹小的子宮已經讓寶寶活動起來非常受限，寶寶迫不及待地想出來和爸爸媽媽見面。一般在兩百八十天孕期的前後十天，寶寶都有可能出生。

孕期10月 孕期的胎教

來制定一個簡單的胎教課程表，讓胎兒的一天是充實又有意義：

七點半，和媽媽一起起床；八點，和媽媽一起吃著早餐欣賞音樂；八點半，和媽媽一起出門上班，路上聽媽媽講述看到的美好的一切；十點，媽媽對寶寶進行撫摸胎教；十二點，和媽媽一起進行愉快的午餐，補充能量；十二點半，媽媽趁著午休沒人時和寶寶聊聊天，給寶寶講個故事，或念段英文；十五點半，下午茶時分，媽媽可以和寶寶一起享受下午茶，一起做做簡單的辦公室孕婦操；十八點，和媽媽一起下班，路上繼續

「欣賞」美景；十九點半，晚飯後，和爸爸媽媽一起出門散步，路上聽爸爸媽媽和寶寶好好聊聊一天的工作和生活；二十一點，一家人躺在床上，放著優美的音樂，爸爸可以撫摸、觸壓寶寶，給寶寶講講故事，和寶寶聊聊天，陪寶寶玩光照遊戲；二十二點，寶寶和媽媽美美的進入夢鄉。

準媽媽可以參照這個課程表根據自己的作息時間進行調整，一整天都讓寶寶覺得爸爸媽媽和他在一起，爸爸媽媽很愛他。

孕期10月 孕期的運動

到了這個月，估計讓準媽媽進行激烈的運動，準媽媽也沒力氣。所以，簡單的散步和做操是這個月最好的運動。

孕期10月 孕期的保健操

全身放鬆

這個運動特簡單，因為什麼都不用做。準媽媽可以坐在或躺在床上，什麼都不做，什麼都不想，均勻呼吸，讓自己全身放鬆，緩解疲勞放鬆神經。這個運動在辦公室和家裡都可以進行。

骨盆訓練

準媽媽躺在床上，屈膝，然後雙膝分別倒向身體兩側。這個練習可以鍛鍊骨盆，為順產做準備。

孕期10月

孕期的產檢

這個月需要四次產檢，每週一次。第一次，懷孕三十七周，檢查專案有尿液常規檢查、血壓、體重、子宮高度、腹圍。第二次，懷孕三十八周，檢查專案有尿液常規檢查、血壓、體重、子宮高度、腹圍。此外還檢查胎兒發育情況、羊水、胎盤功能，為最後確定生產方式提供依據。第三次，懷孕三十九周，檢查專案有尿液常規檢查、血壓、體重、子宮高度、腹圍。第四次，懷孕四十周，檢查專案有血液、尿液常規檢查、血壓、體重、子宮高度、腹圍。

yes! 孕期第十個月可能出現的問題

Q 我的心理好緊張，生孩子會很痛嗎？

A 不管你選擇哪種分娩方式，都必須要遭受一定的痛苦，但所有人都能從這種痛苦中走過來，你也一定能。而且，醫生會幫助你盡量減少疼痛，不用太害怕。

Q 肚子老覺得硬硬的，是要生了嗎？

A 懷孕後期肚子硬，有兩種情況。一種是寶寶在宮內活動空間變小，他的姿勢造成你的肚子變得很硬。還有一種情況就是子宮收縮，有可能是真的子宮收縮，也有可能是假性子宮收縮。假性子宮收縮的特點是出現的時間無規律，程度也時強時弱，反之，很規律，強度越來越大的就是真的子宮收縮。真的子宮收縮出現，一般會伴隨著見紅、破水，需要及時去醫院。

Q 懷孕後期摔跤或受到劇烈刺激怎麼辦？

A 首先準媽媽應該密切觀察自己有沒有出血或流羊水的現象，如果有，需要立刻平躺，然後撥打急救電話，或請人送去醫院急診。即便沒有上述現象，最好也要去醫院檢查，以防萬一。

Q 懷孕後期，醫院出現問題怎麼辦？

A 如果懷孕後期醫院出現問題，要立刻聯繫另一家待產，並向新醫院提供自己盡可能完整的孕產資料。新醫院的選擇也要根據前文提及的原則進行選擇。

yes! 分娩方式的選擇

- * 常見的分娩方式有：自然陰道分娩，即我們常說的自然生產；人工輔助陰道分娩，即在生產時採用一些人工的輔助措施；以及剖腹分娩。
- * 準媽媽採取哪種分娩方式，需要根據胎兒大小、骨盆情況、胎位、羊水情況以及媽媽的身體情況進行綜合判定，醫生會根據情況給出最合理的建議。
- * 我們主張盡量採用陰道分娩的方式生產，這樣對寶寶、對媽媽都是最好的選擇。但如果真的不允許順產，準媽媽也不要一味強求順產。如果準媽媽出現陰道異常、胎盤異常、破水過早、胎兒異常或其他不能負擔自然分娩的身體問題，應該施行剖腹分娩手術。
- * 總有人說剖腹產痛苦少，我以一個做過剖腹產手術的過來人告訴大家，真的痛苦一點兒都不少。所以如果可以自然生產的準媽媽一定不要主動選擇剖腹產，能自然生產就盡量自然生產。

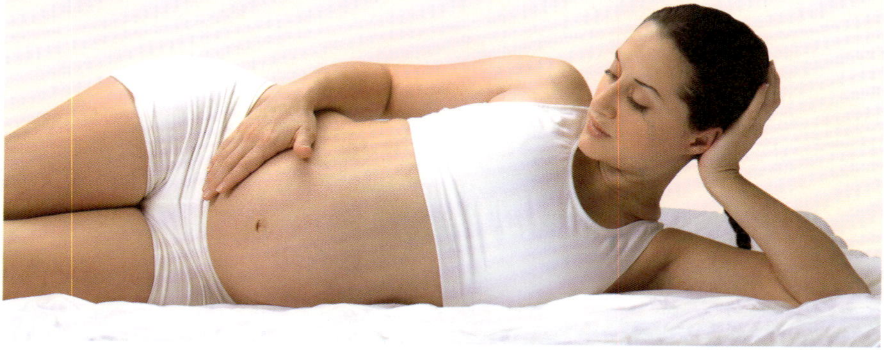

PART

3

接近生產與分娩

自然分娩、人工輔助分娩以及剖腹分娩三種方式，首推的方式當然是自然分娩，
這是最天然的生產方式。準媽媽們一定要為自然生產做最充分的準備。
但還要強調一下，自然生產不能強求，
一旦出現必須進行剖腹產的狀況，一定要聽從醫生的建議實施剖腹產。

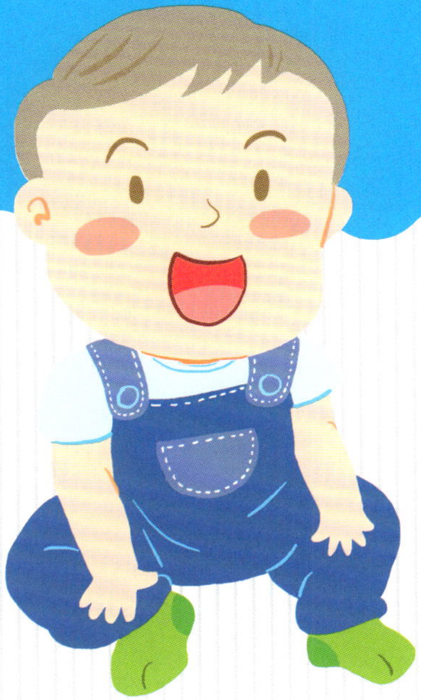

Chapters 1

分娩前的注意細節

我女兒是剖腹產生下的，這是我和醫生共同決定的結果。之所以選擇剖腹產，是因為醫生預測的寶寶體重比較大，我的骨盆又不是很大，而且我心臟不是很好再加上高度近視，綜合這些因素，我選擇了剖腹產。

我女兒出生時四千兩百公克，估計我很難以自然生產的方式將她生出來，如果自然生產不成功再轉成剖腹產，對我和寶寶都非常不好，非常感謝醫生給了我很好的建議。

準媽媽的產前運動

到了接近生產階段，準媽媽一般都會覺得非常辛苦。但是這一刻，運動不要鬆懈。持續運動可以幫助準媽媽比較順利的完成自然生產，保持良好的心態，而且運動本身也是一種胎教，對寶寶也很有好處。準媽媽們，如果你的身體允許，一定要堅持運動到接近生產前的最後一刻。

懷孕後期我在運動方面表現不是很好，一來是我肚子非常大，很累，二是我心理上有些依賴剖腹產了，所以就沒有乖乖地做運動。為此，我經常受到醫生的批評，因為不管是自然生產還是剖腹產，在孕期裡保持良好的運動習慣對準媽媽和寶寶都非常好，對此，我直到今天都非常慚愧。

我有個鄰居，比我早兩個月生產。我懷孕時，每天早晚都能看到她和老公兩個人手拉著手去散步，在我睡眼惺忪的出門上班時，他們夫妻都精神抖擻的散步歸來。後來，這個準媽媽非常順利的自然生產，據說整個產程時間非常短，醫生說和她孕期一直堅持散步有密切關係。

接近生產前的運動要以幫助生產為主要目標，以平穩安全為原則，推薦兩種運動，一是散步，二是孕婦體操。

散步是整個孕期非常好的運動，我們之前的章節中也提到過。在大腹便便、倍感負擔沉重的接近生產階段，散步是最適合準媽媽的運動項目。

之前的章節中提過很多適合準媽媽的運動保健操，懷孕後期可以選擇其中一些練習骨盆肌肉、骨骼、腹肌以及會陰肌肉力量的都可以進行，另外運動量不大的各種放鬆肌肉、促進下肢血液循環的保健操都可以繼續練習，準媽媽可以根據自己的身體情況選擇。

需要特別注意的就是運動幅度和運動力量，一定要根據身體情況量力而行。我們運動的目的是為了讓寶寶更加健康，讓媽媽更加舒服，讓生產更加順利，千萬不要因為運動而傷害寶寶。接近生產時，準媽媽的運動一定要注意安全，運動量不宜過大，身邊最好有人保護。

產前最後的營養補充

接近生產前，準媽媽的子宮下沉，會給胃部騰出一些空間，因此接近生產階段，準媽媽會覺得胃口有所好轉。

我主張整個孕期都要均衡飲食，不特別推薦補品和保健品。到了接近生產階段，準媽媽依然只要均衡營養、科學飲食就可以了。由於胃口好轉，準媽媽可以適當的多吃一些，積聚能量，為生產做好準備，全力以赴迎接寶寶的出生。

產期迫近的心理調適

第一次當媽媽，緊張感會尤其強烈。「自然生產會不會很痛？我到底該選擇哪種生產方式？萬一自然生產的過程中出了問題怎麼辦？要不我還是剖腹產吧！剖腹產算是個手術，恢復起來會不會很慢？剖腹產的孩子真的會心肺功能不好、平衡系統不好嗎？算了，我還是自然生產吧！那自然生產會不會真痛啊？有多痛呢……」

生孩子會痛，不管是自然生產還是剖腹產，都會遭受一定的痛苦，這是當媽媽必然要付出的代價。到了接近生產階段，準媽媽必須要拿出十足的勇氣，去面對這樣的痛苦。每個當了媽媽的女人都經歷過這種痛苦，別人可以，你也可以。

至於照顧孩子，誰也不是生下來就會的，在保姆和長輩的幫助和指導下，新手媽媽可以透過看書、上網再慢慢學習，相信自己，很快就會成長為一個合格的好媽媽。一切都會順其自然的發展，沒有必要焦慮，相信自己可以做到最好。

我是不是要生了？

接近生產前一、兩周，準媽媽會感到一些生理上的變化，這些變化的出現，準媽媽必須要保持十足的警惕，隨時準備著迎接寶寶的到來。

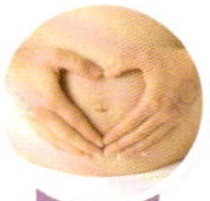

腹部輕鬆了

產前一、兩周，隨著寶寶進入骨盆，準媽媽會覺得肚子不那麼頂，胃部空間大了，呼吸暢快，胃口打開了，沒那麼難受了。但隨著子宮底的下沉，準媽媽會覺得尿頻、腰痠更加明顯。準媽媽可以充分享受這段時間，多吃些營養美味的，為寶寶出生準備能量。

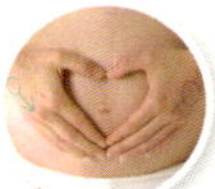

假性子宮收縮的次數變頻繁

產前一、兩周，準媽媽會常常覺得肚子發硬，出現不規律的子宮收縮，這就是假性子宮收縮。準媽媽需要學會鑑別假性子宮收縮與真子宮收縮，如果子宮收縮很規律，強度逐漸增大就是真子宮收縮。如果準媽媽出現了真子宮收縮，需要立刻入院。

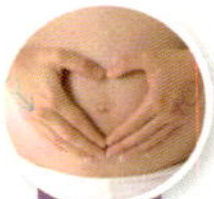

見紅了

產前的一到七天，準媽媽的陰道會流出帶血的黏液，這就是見紅。準媽媽一旦「見紅」，可去醫院請醫生檢查，看是否需要入院。

什麼時候入院最合適？

準媽媽一旦「見紅」或出現規律子宮收縮，需要立刻入院，請醫生幫忙安全生產。如果超過孕產期兩周還沒有出現接近生產症狀，準媽媽也要入院，進行催生。

我的孕產期是十月十七日，我十月十二日就去醫院辦理入院手續，準備進行剖腹產手術。入院當天醫生進行了腹部超音波檢查，結果顯示我的羊水已經低於警戒值，所以我第二天一早便進行了剖腹產手術，手術的當天早晨，我「見紅」了。雖然提前四天進行了剖腹產手術，但我的寶寶也算「瓜熟蒂落」。

入院前要準備的必需品

入院的用品分成兩類，一類是就診用品，一類是待產用品。入院時準媽媽要帶齊所有的孕檢病歷，身份證、保險手續等。

準媽媽應該在入院前準備好待產用品，我們習慣稱之為「待產包」，將「待產包」準備好，如果出現緊急情況可以拿起來立刻入院，非常方便。

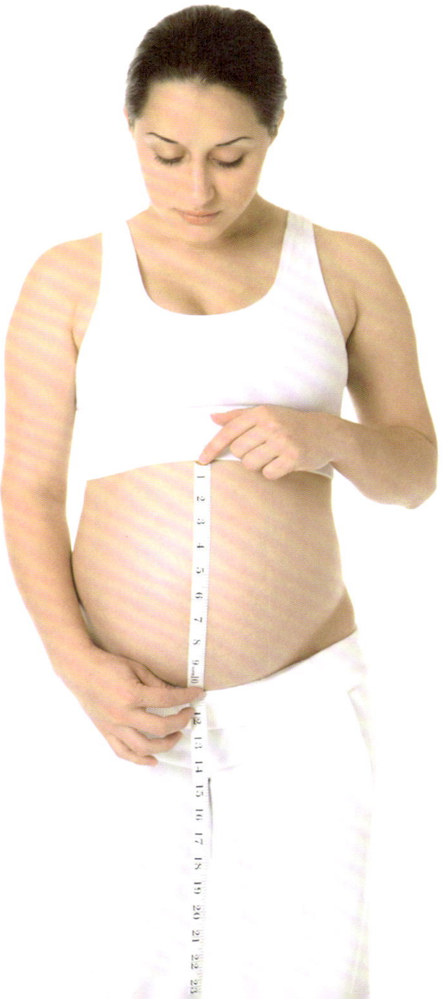

yes!「待產包」需要準備哪些必要的物品呢？

寶寶用品

* 奶粉：最小包裝一包。
* 奶瓶二個。
* 寶寶的小衣服、被子、浴巾、小毛巾、圍嘴、小帽子。衣服、手絹建議多帶一些，弄髒了，醫院洗起來不方便，而且不容易乾。被子最好也帶兩份。
* 嬰兒濕巾
* 初生嬰兒紙尿褲，至少按照每天六片準備。初生嬰兒紙尿褲是紙尿褲的最小號。

媽媽用品

* 水杯。
* 吸管（剛生完會沒有力氣喝水，需要用吸管）。
* 巧克力（自然分娩用於補充能量）。
* 洗漱用品。
* 衛生棉、產褥墊。
* 內衣、內褲。
* 睡衣、睡褲。
* 外衣、外褲（出院時要穿，還有一頂帽子）。
* 吃飯用的筷子、杓子、盆之類的。
* 擦汗毛巾（生完孩子會出很多很多汗）。

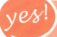

Chapters 2

迎接生命誕生的偉大時刻

生產的過程

自然生產很痛，據說那種痛的級別超越世界上任何一種痛，相當於二十根肋骨同時折斷的痛。但平時嬌小怕痛的女人卻偏偏要去承擔生孩子的痛苦，這一光榮又偉大的任務，也就讓媽媽成為了世界上最偉大的人。自然生產是最天然和最具優勢的生產方式，如果準媽媽不具備必須進行剖腹產的身體原因，最好還是選擇自然生產。

出現接近生產症狀後，準媽媽要立刻去醫院。準媽媽到了醫院，就安心地把自己交給醫生，醫生會給你最科學、最安全、最權威的指導和幫助，在醫生的指導和幫助下，等待著劇痛以及劇痛後無可替代的甜蜜。

之所以一再提到生孩子的過程會很痛，是為了讓準媽媽們做好迎接疼痛的心理準備，不打無把握之仗，不會被突如其來、毫無心理準備的疼痛所擊垮。築造起強大的心理防線再去面對即將到來的痛苦，或許你就會覺得痛苦並非想像的那麼強烈。再加上醫生會教給自然生產的準媽媽一些減輕疼痛的方法，比如調整呼吸，分散精力等等，現在還可以在安全的前提下使用止痛的藥物，心理準備加上有效緩解疼痛的方法，可以讓準媽媽更加有信心、有勇氣去戰勝疼痛，迎接寶寶的到來。

應該提前知道的產房祕事

生孩子的過程有很多環節都讓人非常尷尬，醫生會不停的檢查你的下體，你會被剝光了躺在產床上，不停的嚎叫，頭髮蓬亂，表情扭曲，汗水淚水不停的流。而且自然生產是需要準媽媽向後用力，就像大便那樣的用力，甚至有時還會拉出大便來。如果遇到男醫生，尷尬還要加倍。

接近生產的準媽媽要想盡量避免這些尷尬，就需要瞭解整個生產的環節，對整個生產環節有所瞭解，到時就可以避免一些尷尬。

自然生產的產程一般分為三個階段，第一產程從規律性子宮收縮到子宮口開全，就是我們俗稱的「開指」。這個時間會比較長也很痛苦，一般需要八到十二個小時。

第二產程是從子宮口全開一直到寶寶出生，這個階段叫胎兒娩出期，一般情況需要一到二個小時，很多媽媽四十分鐘就可以完成這個階段的任務。我們常在影視作品中看到孕婦躺在產床上滿身是汗，大喊大叫的生孩子，就是這個階段。

第三產程是從寶寶出生直到胎盤娩出，這個階段十到十五分鐘就可以完成，最多不過三十分鐘。

準媽媽在接近生產的過程中，要盡量配合醫生的檢查，可以縮短檢查的時間。可以做一些分散精力的事情，聽聽音樂、聊聊天來緩解疼痛。一個自然生產生寶寶的朋友說，在待產的階段，準媽媽要盡量保持體力，不要大喊大叫或哭鬧，要把力氣留到第二產程生寶寶時使用。

胎兒娩出期，要盡量配合醫生的指令用力，生過孩子的媽媽都說，大喊大叫根本沒用，越喊越生不出來。準媽媽可以帶上一塊巧克力補充體力，又不會給腸胃造成很大的負擔。

現在很多醫院都允許丈夫陪產，對此，準媽媽可以自己選擇。有的準媽媽希望自己生孩子時，丈夫陪在自己身邊，以此來給自己勇氣和力量；而有的準媽媽不願意丈夫看到自己最狼狽的一幕，或怕丈夫從此對性生活留下心理陰影而不願丈夫陪產。是否需要家屬陪產由準媽媽自己決定，別人不能強求。

自然生產的產婦一般三天左右就可以出院了，剖腹產要稍長一些，一般需要五到七天的時間。

最後時刻也別對異常分娩掉以輕心

我們一直強調這一點，自然生產是最佳選擇，但一定不能強求，如果準媽媽在產前或在待產時，發現不適合自然生產的狀況，不要一味的堅持自然生產，要聽從醫生的建議，實施剖腹產。

剖腹產屬於手術，需要插尿管、麻醉，現在的剖腹產一般都是半身麻醉，準媽媽的意志是清醒的。剖腹產的過程中，準媽媽要配合麻醉師和醫生的指令，會很順利的完成手術。

剖腹產術後會比較痛苦，子宮收縮的疼痛和刀口的疼痛攪在一起，我當時的感覺就是自己的肚子裡已經全亂了。人們都這樣說，自然生產是先受罪，剖腹產是後受罪，反正都得受罪，這就是女人當媽媽的代價。但現在回想起來，這種疼痛也並非難以忍受，我這麼怕痛的人也堅持過來了。

剖腹產的產婦注意應該在手術的第二天開始下床活動，排氣後才可以進食，避免腸沾黏，同時要注意保護好刀口，避免感染。

Chapters 3

分娩後營養補充與照護

寶寶出生了，所有人的注意力都會被這個小生命所吸引，但這時需要提醒一下初為人父的新手爸爸，別冷落了剛剛辛苦生子的孩子媽，她才是最大的功臣。這時女人是最脆弱最需要照顧的，無論是心理還是生理。

生下小寶寶後，新手媽媽的調理和恢復

自然生產的媽媽剛打過了一場仗，剖腹產的媽媽還處於難忍的痛痛中，這時剛剛升級為媽媽的女人需要特別的呵護。

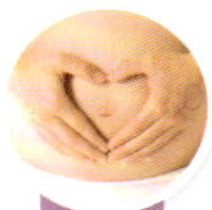

注意保證充足的休息

生孩子對於女人來說是一種涅槃，這種痛並快樂著的感覺只有經歷過才可以理解。剛剛經歷過一場涅槃的女人，體力早已透支，精神高度緊張之後，徹底地放鬆，好好的休息一下。

產後一定要注意保證充足的休息，除了母乳和適當的抱抱寶寶之外，盡量不要去做太辛苦的事情。剛剛出生的寶寶除了吃奶就是睡覺，新手媽媽可以配合寶寶的時間表，和寶寶保持相同的作息時間。至於寶寶拉屎尿一類的事情，孩子爸爸多做一些，讓辛苦的孩子媽媽多休息一下。

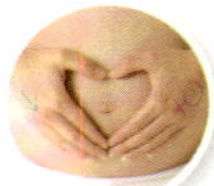

替身體好好補充能量

自然生產的產婦在產後可以立刻進食，剖腹產的產婦在排氣後可以進食。產後準媽媽可以吃一些有營養的東西，為自己補充體力，為哺乳做好準備。

產後準媽媽的飲食要有足夠的熱量、蛋白質、脂肪、維生素和微量元素。剛剛生產完的產婦，可以喝一些有營養的湯，既能補充身體的水分又容易吸收，而且有利於母乳。但湯水不宜含有過多的油分，媽媽飲食過於油膩，容易造成寶寶拉肚子，也不利於產婦恢復身材。

需要注意的是，產後不能一味的進補，產後的飲食也不是越補越好，而是以平衡健康為最佳方針，以幫助排除體內惡露，促進傷口癒合為目標。產後多喝一些黑糖水是非常不錯的選擇，可以幫助產婦很好的排出惡露。

別忘了抱抱小寶寶

有人說月子裡的產婦不能抱孩子，以後容易胳膊痛。這純屬無稽之談，繁衍後代是生物的本能，沒有一種生物會因為親近下一代而傷害自己。剛剛經歷過生產疼痛的新手媽媽，當把寶寶擁入懷抱的那一刻，所有的傷痛都一掃而光，剩下的就是幸福。

不過，剛剛生產完的產婦，特別是剖腹產的產婦，彎腰是一件痛苦的事。所以，新手媽媽在抱寶寶時要盡量避免過多的彎腰，以免對身體造成傷害。

新手媽媽的生理變化

寶寶出生了，媽媽的大肚子小了很多，但不會立刻回復到產前的狀態。體重會減輕不少，但距離產前還會有不少的差距，需要慢慢恢復。乳汁很快就會分泌出來，寶寶很快就可以喝到媽媽的奶。產婦在產後會出現嚴重脫髮的現象，這是因為孕期裡很高的雌激素讓頭髮「超期服役」，因此當產後激素下降，這些頭髮就會脫落。

產後，新手媽媽下體會排出「惡露」，「惡露」的顏色接近血色，這是血液和壞死的脫膜組織等的混合物。一般「惡露」的量會比經血還要大，新手媽媽要準備好足夠大的衛生棉。剖腹產後起床困難的新手媽媽可以使用成人紙尿褲。

替餵哺寶寶早準備

母乳是寶寶最為珍貴的食物，其中的營養成分不但豐富，而且配比合理，易於吸收，千金難買，還能幫助寶寶提高免疫力，根本就是奶粉無法比擬的。而且媽媽在懷抱孩子母乳時，傳遞到寶寶身體裡的，絕不只是營養豐富的母乳，更有媽媽的心血和愛。

餵母乳的媽媽是辛苦的，也是痛苦的。因為母乳必須一刻不離的陪著孩子，半夜起來餵孩子吃奶沒人能替代，不管累成什麼樣子也得堅持把乳房裡剩餘的奶水吸乾淨，乳頭被寶寶吸破的痛苦難以忍受，稍不留神就會積奶，甚至發炎、發燒……但這些辛苦和痛苦換來的是寶寶的健康成長，是寶寶滿意的笑容，再苦再累也值得！

就像選擇自然生產還是剖腹產一樣，新手媽媽能餵母乳就一定要給孩子母乳，除非由於身體原因不能餵母乳或沒有奶水，否則不要輕易放棄母乳而選擇配方奶。

新手媽媽產後不會立刻出奶，需要兩天甚至更長的時間。我是產後第二天才出奶的，這在剖腹產的產婦裡算快的了。新手媽媽即使沒有奶水，也應該讓寶寶吸吮乳頭，這樣可以讓寶寶對乳頭產生親切感，二來可以幫助媽媽刺激乳汁分泌。最初的初乳非常珍貴，一定要給寶寶吃，不要浪費掉。在媽媽的母乳沒有下來時，可以給寶寶餵一些配方奶，我們之前提到待產包裡的最小包裝奶粉，就是這個時候使用。

如果媽媽的乳汁足夠豐沛，寶寶一頓吃不了，一定要在寶寶吃飽後，將乳房內剩餘的乳汁吸乾淨，千萬不可以偷懶。如果不把乳汁完全吸乾淨，很容易造成乳汁留存的時間過長，造成積奶甚至發炎，非常痛苦，而且還會耽誤寶寶的正常「用餐」。

餵母乳的媽媽要養成定時吸奶的好習慣，吸出來的奶水可以存起來。母乳的存放可以選擇專門用來存放母乳的袋子，很容易買到。放在冰櫃裡冷凍的母乳可以存放六個月，放在冰箱裡冷藏的最好在二十四小時內食用。早期的母乳營養非常豐富，最好不要浪費。多餘的母乳也可以用來給寶寶泡澡或作成母乳皂，對皮膚非常好。

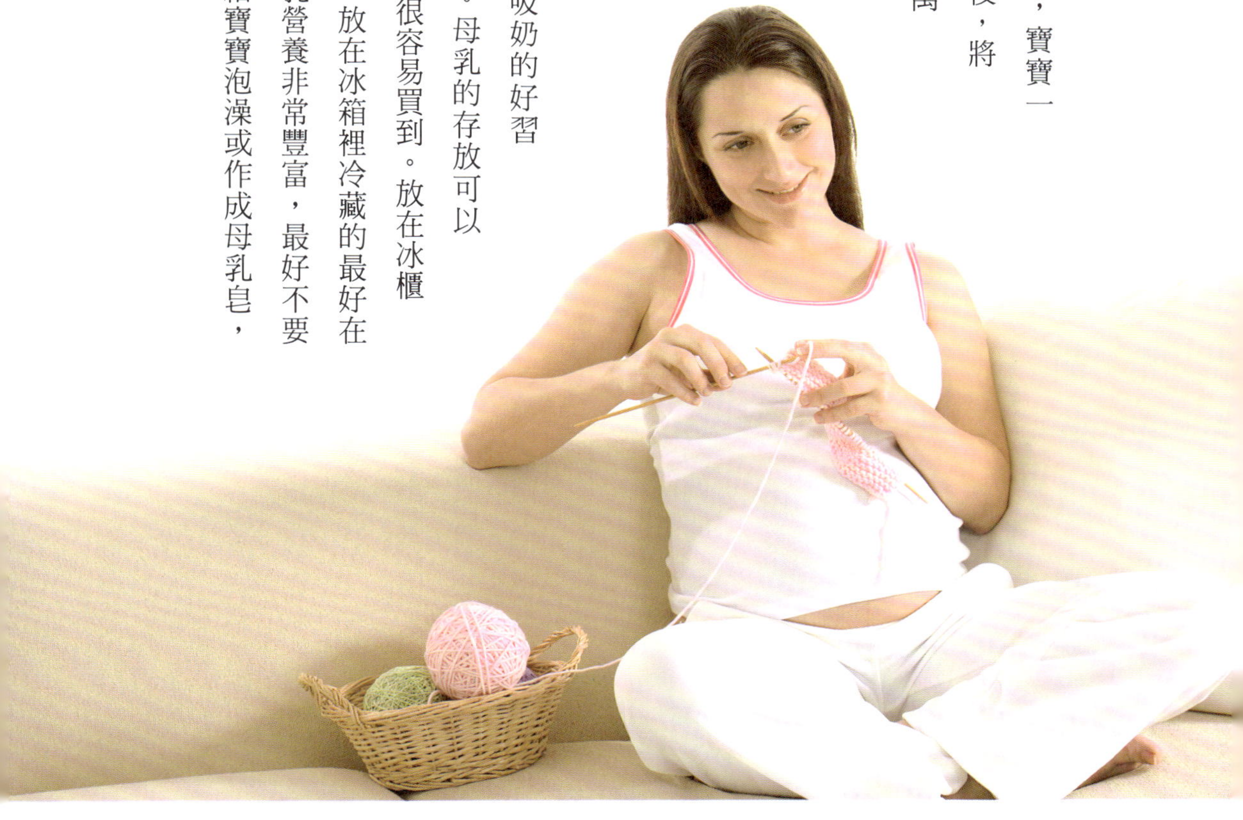

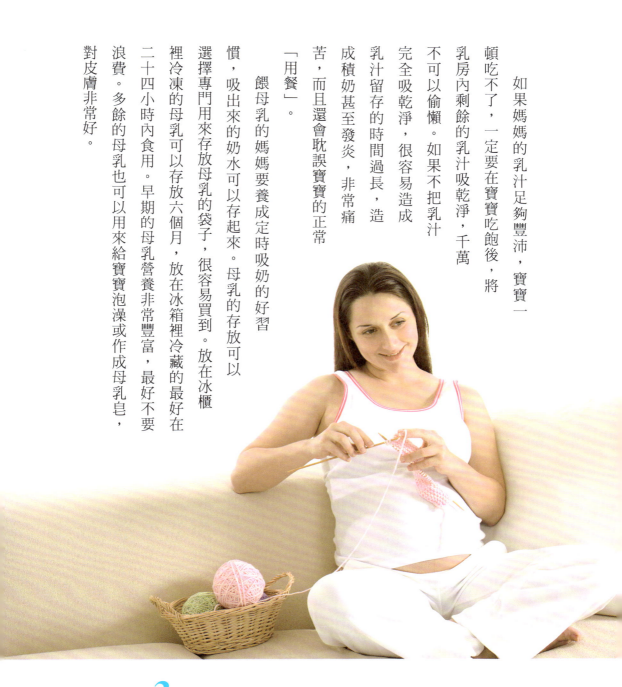

yes! 臨盆分娩時準爸爸的注意事項

* 要幫助準媽媽準備待產包，備齊入院用品，
* 選擇何種生產方式要聽從醫生的建議，不可以擅做主張。
* 要經常鼓勵待產的老婆。
* 是否陪產要聽從老婆的意見。
* 寶寶出生後要多多照顧妻子和孩子。
* 盡量在醫院陪護，不要把責任推卸給家人。

母乳媽媽可以以手擠奶，但那樣非常辛苦。吸奶器是不錯的選擇，吸奶器有手動和電動的兩種，我當時是租用的電動吸奶器，因為我奶比較多，以手動的非常辛苦。建議母乳豐沛的準媽媽選擇電動吸奶器，不至於那麼累。推廣母乳餵養的機構，一般都有電動吸奶器的租賃服務，網路上也有這樣的商家可以找到，價格還可以接受，比買一台要便宜很多，吸奶器的配件可以高溫消毒也可以自己配，不會有衛生的問題。如果你對衛生很介意，買一台也可以。

母乳媽媽很容易溢乳，平時可以用防溢乳墊，不要穿緊身的內衣，睡覺時也要注意不要壓迫乳房。餵奶時要用毛巾墊在不餵奶的那側乳房旁邊，防止溢乳弄髒了床單。

PART 4

開心坐月子

東方人和西方人的體質不同，
中國幾千年傳下來的傳統雖說有其迷信的一面，但也一定有其合理的一面，
適合西方人的方式，未必就適合東方人。
坐月子，一定要科學、合理、健康。

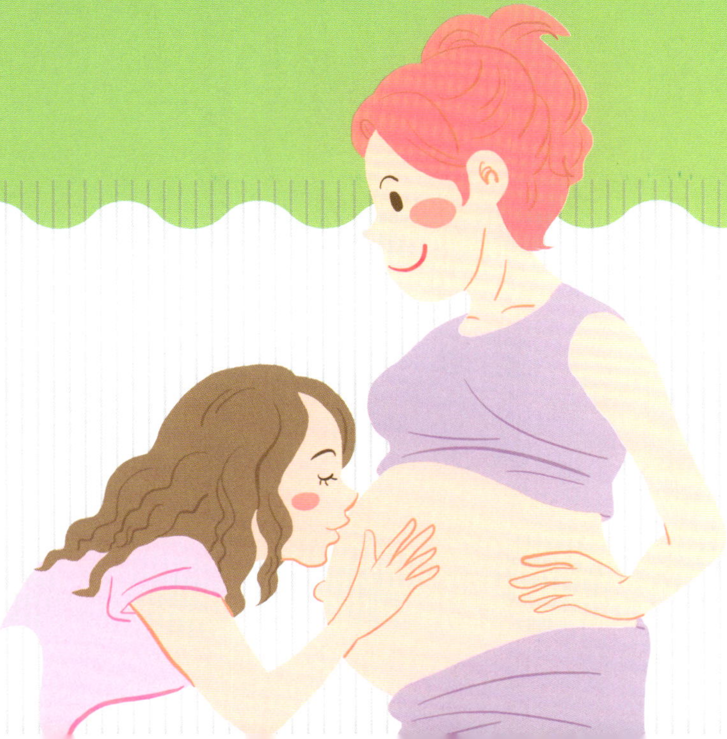

Chapters 1

坐月子前的必修課

東方人要選擇適合東方人體質的坐月子方式，以個人的經驗和周圍朋友的經歷，概括了八個字的月子祕笈。

簡單

月子裡的產婦一定不要把自己當成特別的重點保護對象，別太把月子當回事，但也別太不把月子當回事兒。做該做的，不做不該做的，沒必要弄得特別隆重，簡單、自然的度過這一個月。

舒適

坐月子的環境一定要舒適，包括心理上和身體上的舒適。能讓自己很輕鬆、很隨意的度過這一個月，不要讓自己身處生活不方便、氛圍不和諧的環境裡。

科學

坐月子要尊重科學，不要過分迷信傳統，要有自己的科學主張。

衛生

月子裡要格外注意自己和家人以及環境的衛生，也要注意寶寶的清潔，避免交叉感染，室內要經常通風。

月子確實重要，但也沒必要弄得草木皆兵。電視裡經常看到有的女人在月子裡，捂著大被子，門窗緊閉，頭上還帶個毛線帽子，吃飯都在床上，每天拚命的吃喝，家裡一堆人伺候著，真沒必要這樣。

保證別受風受涼，保證足夠的營養，保證休息好，保證自己和孩子有人照顧，這些基本的要素具備了就可以了，其餘的就盡量和平日沒什麼兩樣，環境越輕鬆，產婦也就越輕鬆，身體和心理都會輕鬆。

yes! 科學坐月子的要點

準備舒服的月子服

* 月子服要足夠暖和、舒服，最好顏色鮮豔一些，這樣可以刺激寶寶的視覺發育，也能讓自己開心一些。月子服最好有兩身以上可以輪換著穿，顏色最好有差別。

室內經常通風

* 嬰兒房和產婦房都要經常通風，千萬不要門窗緊閉弄得空氣不流動。如果室外溫度比較低，房間通風時，產婦和寶寶最好到別的房間，避免直接吹風。

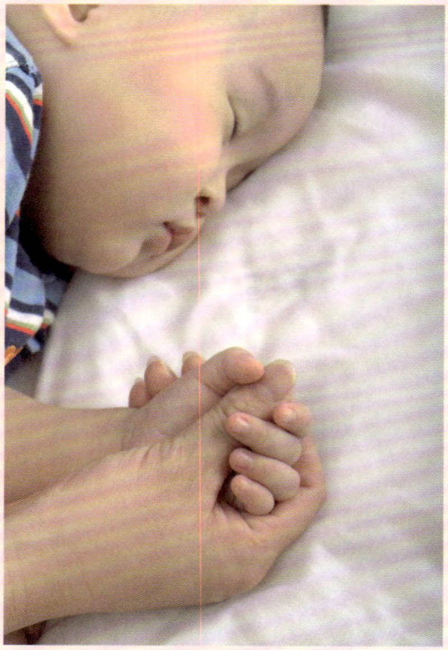

剖腹產護理要點

* 剖腹產的產婦需要觀察子宮收縮的情況，如果惡露不停或小腹很痛，需要到醫院請醫生檢查。此外，剖腹產產婦需要保護好腹部的傷口，洗澡時需要特別保護，避免感染。

Chapters 2

坐月子地點精心挑

坐月子要選擇好地點，舒適的環境非常重要。

在自己家

環境最熟悉，自己的用品最齊全，即便是婆婆來照顧自己，也會因為是自己的家而感覺比較熟悉一些。缺點是如果是家裡老人來照顧月子，長輩可能會不太熟悉環境或覺得很不方便。

在娘家

媽媽可以給予周到的照顧，最習慣的飲食，新手媽媽也會覺得非常放鬆。缺點是新手爸爸可能會覺得不太方便，公公、婆婆或男方親戚來看望時會比較麻煩。

在婆婆家

婆婆會很疼孫子或孫女，絕大多數婆婆也願意包攬伺候兒媳和孩子的重任，對於婆媳關係好的新手媽媽來說，在婆婆家坐月子是不錯的選擇。缺點是畢竟婆婆不是親媽，可能新手媽媽在安享婆婆照顧時會有些不自然。此外，兩代人之間有些觀念上容易發生衝突，兒媳婦和婆婆溝通起來會比較困難，甚至會產生矛盾。

在月子中心

有最專業的醫生、有最科學的指導，無論飲食、母乳還是產後運動，都能得到最好的照顧。缺點是一般月子中心費用都非常高，有的家庭可能無力承擔。

準爸媽的百寶箱

yes! 月子中心的選擇

* 選擇口碑好的。
* 查看月子中心的資質和醫護人員的專業水準。
* 選擇離家相對近的，便與家人探望和拿取物品。
* 一定要提前考察環境。
* 根據經濟條件選擇房間的檔次。

Chapters 3

產後六周的全計畫

一般四十二天時，醫生會要求新手媽媽和寶寶回醫院進行檢查，也就是說，產後六周是產婦恢復的黃金時期。因此，月子坐到六周左右就足夠了。

我們來介紹一下這六周究竟該做些什麼。

第一周

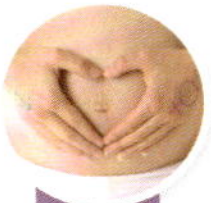

產後第一天

新手媽媽剛剛經歷過生產的辛苦，在產後的第一天一定要充分的放鬆自己，舒服的睡上一覺。睡前不要忘記抱一下剛剛出生的寶寶。剖腹產媽媽這一天要注意觀察自己是否排氣，一定要注意排氣後才可以進食。自然生產媽媽要注意在八小時之內自然排尿，即使會陰很疼，也要勇敢一些。盡早的讓寶寶吸吮乳頭，即便沒有奶水也要吸吮，可以訓練寶寶的吸吮能力，還能幫助媽媽促進乳汁分泌和排出惡露。

產後第二天

老人們常說剛生完孩子不能下床，這是完全沒有科學依據的。產後第二天，新手媽媽完全可以也必須下床活動，即便是剖腹產的產婦也會被醫生要求下床活動。新手媽媽要注意足部的保溫，最好穿上棉襪，如果室溫低，最好穿上帶後跟的棉拖鞋。

產後第三天

初產的新手媽媽會在產後的三至四天開始有奶水，當然這也因人而異，我是產後第二天就有奶。產後第三天，新手媽媽要注意清潔和按摩乳房給寶寶哺乳，一定要記得吸淨寶寶沒有吃完的奶水，避免發生乳汁淤積。

產後第四天

自然生產媽媽這一天就可以出院回家了，剖腹產媽媽一般還要再過兩、三天。有些生產時會陰切開的自然生產媽媽會在出院前拆線，有些醫師採不需拆線的縫合方式回家後要安頓好自己和寶寶的生活環境，但要注意避免勞累。不管是哪種生產方式的新手媽媽都可以開始學習給寶寶換尿布、幫助寶寶洗澡一類的事情。

產後第五天

這一天醫生會給剖腹產媽媽的傷口拆線，一點都不疼，不用緊張。還在住院的剖腹產新手媽媽身體有任何不適都要及時和醫生說，還有就是直到這一天傷口還是會很疼，只能堅持。

產後第六天

相對於自然生產媽媽來說，剖腹產媽媽生產後的問題會多一些。剖腹產媽媽出院前最好把自己遇到的問題都一一向醫生問仔細。

產後第七天：產後恢復初戰告捷

媽媽和寶寶都度過最為關鍵的一周，即便是剖腹產媽媽，到了產後的第七天也應該恢復得不錯。活動自如，有很好的母乳，能利落的處理寶寶的吃喝拉撒，傷口基本恢復，惡露也在慢慢減少，沒有了產後的倦怠和疲勞。寶寶也長大、變胖了，能很好地喝媽媽母乳。

yes! 新手媽媽產後第一周的注意事項

* **相信自己：**不要擔心自己沒能力，也不要擔心自己沒體力！盡量多抱抱寶寶，相信自己可以照顧好寶寶，相信自己可以成功餵母乳，相信自己會成為最棒的媽媽。
* **不要過度依賴別人的照顧：**雖然有家人照顧你和寶寶，但要記住一點：你才是孩子的媽媽。要多和有經驗的家人朋友學習一些科學照顧寶寶的方法，學會給寶寶洗澡、撫觸、游泳、母乳。
* **身體不適要隨時請教醫生：**身體出現不適，比如傷口持續疼痛、惡露增多或顏色氣味異常等狀況，不要怕麻煩，必須及時向醫生請教。
* **盡量的放鬆：**合理安排自己的體力，不能太過勞累，也沒有必要什麼都不做，必須要下床活動，這樣可以讓自己精神抖擻，精力充沛。

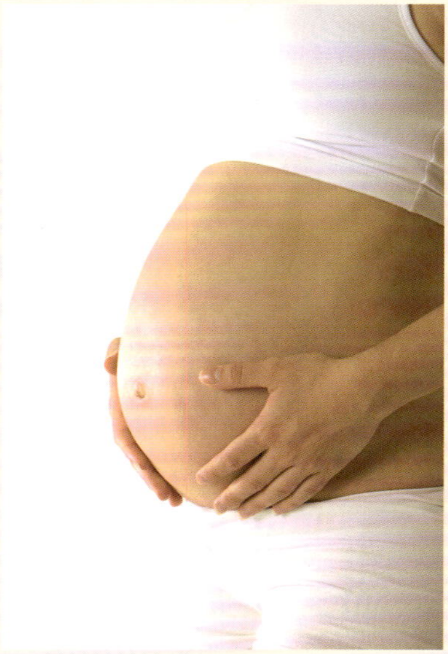

第二周

新手媽媽的身體恢復得越好了，剖腹產的媽媽到了這一周，傷口基本上就不會再疼，可以放心的洗澡、洗頭。這一周，新手媽媽要注意攝入足夠的營養，因為寶寶的母乳需求量越來越大。新手媽媽還要繼續注意經常按摩乳房，並在餵好母乳後，擠空乳房內殘留的奶水。同時，新手媽媽可以開始進行一些簡單的產後健身操，但一定要注意根據自己的身體安排，不能過度勞累。

第三周

新手媽媽的身體狀態逐步恢復，盡量多親自照顧寶寶，不要一味的把小孩扔給家人。親自給寶寶洗澡，換尿布，多抱抱寶寶，可以有效的增加新手媽媽的成就感，掃除產後的心理憂鬱。要密切觀察自己的身體狀況，出現不舒服及時就醫。自然生產的新手媽媽可以進行一些陰部的練習，恢復會陰部的肌肉力量。

第四周

這一周，新手媽媽的惡露基本排乾淨了，不用墊著衛生棉的感覺會讓新手媽媽的心情開朗不少。身體也越來越輕鬆，但也要注意不要過度勞累，做家務、照顧寶寶也要量力而行。還是要注意保暖，不要吹風，以免落下病根。

第五周

惡露排淨後，新手媽媽對於性生活開始躍躍欲試，這一周最好還是不要進行性生活，以免傷害還未完全恢復的身體。新手媽媽基本可以獨立照顧孩子，但要避免大運動量的家務勞動，洗衣服、洗手時要用溫水。

第六周

新手媽媽和寶寶會接受一次全面的身體檢查，寶寶要檢查一下營養狀況和發育情況，新手媽媽要進行婦科的有關檢查，看看恢復情況。有的醫院還會檢查媽媽的母乳，然後根據檢查結果，提出營養建議。可以開始性生活了，但要注意做好避孕措施，剖腹產的新手媽媽尤其要注意。

yes! 坐月子期間可能遇到的問題

Q 坐月子時，我可以出門散步嗎？

A 只要氣溫不是很低，完全可以。但要是風雨天氣，新手媽媽就要盡量避免出門，同時要注意不要把自己弄得過度勞累。

Q 坐月子時，我該如何安排作息？

A 新手媽媽的月子生活要盡量配合寶寶的時間表，母乳媽媽更是如此。新生兒要吃夜奶，少則兩三次，多則兩小時一次，母乳媽媽根本無法整夜睡覺，母乳這件事情是別人替不了的。新手媽媽要配合寶寶的時間，寶寶睡覺時，新手媽媽就要盡量讓自己休息一下，避免由於夜裡無法睡覺造成的體力透支。

Q 月子裡可以看書、看電視、用電腦嗎？

A 盡量不要，如果實在想看，需要合理控制時間，避免勞累。自然生產對於產婦的視網膜會造成很大的壓力，應該在月子裡充分放鬆自己的雙眼，這也就是為什麼我高度近視醫生不建議我自然生產的原因。高度近視的人眼壓容易發生異常，自然生產會造成高度近視產婦視網膜脫落。

Q 月子裡我要開始減肥嗎？

A 愛美的新手媽媽非常急於擺脫胖胖的身材，這是可以理解的，但月子裡新手媽媽還是不要急於減肥，特別是透過控制飲食的方法減肥。新手媽媽剛剛經歷過辛苦的生產，身體損耗很大，雖然不提倡月子裡過度進補，但必要的營養還是必須要保證，甚至營養要比平時要更加豐富一些。而且，整個哺乳期新手媽媽都要格外注意飲食上的營養，保證母乳的營養豐富，為寶寶的身體健康打下關鍵的基礎。

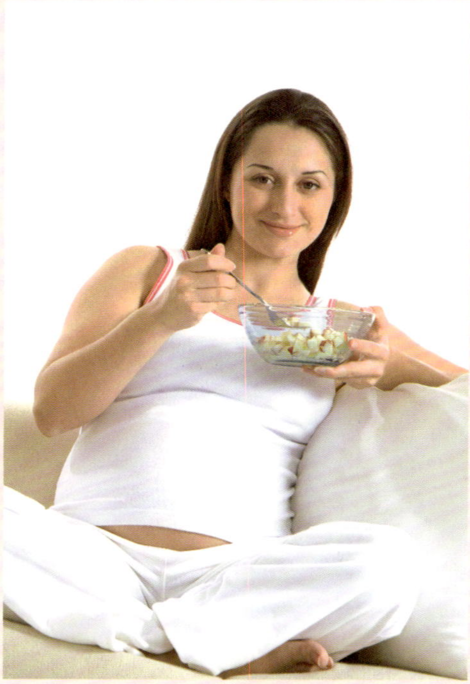

Chapters 4

積極應對產後壓力

產後憂鬱症已經為越來越多的人所熟悉和警惕，但也有人把產後憂鬱這件事情看得過重，以至於形成過重的心理壓力，時刻提醒著自己「別憂鬱了」，反而弄得心理壓力很大，神經壓力很大，不利於身心健康。

新手媽媽要正確認識產後憂鬱症，積極預防、科學應對，別太把產後憂鬱當回事。產後憂鬱症是憂鬱症的一種，特別是對自己的嬰兒產生強烈內疚、自卑、痛恨、恐懼，或厭惡孩子的反常心理。哭泣、失眠、吃不下東西、憂鬱，是這類憂鬱症患者的常見症狀。

可見，憂鬱症是一種精神範疇的疾病，而產後憂鬱症是一種非常常見的產後生理變化等原因造成的精神壓力導致的精神病症。產後憂鬱症按照輕重程度分為三類：產後沮喪，產後憂鬱和產後精神病。絕大多數人只是產後沮喪而已，完全到不了憂鬱和精神病的程度。

產後憂鬱是正常的生理變化導致的精神問題。女人產後激素會在短時期內發生急劇的變化，體內的荷爾蒙會急劇下降。女人更年期都會憂鬱，就是因為荷爾蒙這個東西造成的。更年期是個漫長的過程都會造成情緒的變化，何況生孩子之後荷爾蒙像坐過山車一樣急轉直下，有情緒的變化簡直太正常了。

生產經歷的危險和痛苦、手術後的疼痛、突然增加的責任、對未來的茫然和不知所措、照顧孩子過程中的無能為力、家庭結構的改變，甚至孩子生病、哭鬧等狀況，都會很影響新手媽媽的心情。

新手媽媽首先要正確面對自己的這種心情上的變化，這是生理和心理共同作用的結果，不要輕易地懷疑自己甚至否定自己，甚至覺得自己精神出了問題。

此外，新手媽媽要注意積極調整自己的心態，積極的肯定自己、相信自己，勇於面對發生的一切變化。多向有經驗人學習育兒的方法，有問題和需求要及時求助，畢竟是第一次當媽媽，很多東西就是需要學習和幫助，這是很自然的事情。多和他人溝通，透過談心的方式傾訴自己心中的不快和茫然，悉心聽取他人的建議。家裡可以播放一些輕鬆的音樂，既有利於寶寶的成長，又有利於媽媽放鬆心情。如果新手媽媽感覺自己產後憂鬱的情況比較嚴重，自己無法排解，應當及時向心理醫生求助。

Chapters 5

產後的飲食攻略

月子期間的新手媽媽要格外注意營養，一方面為了自己身體的恢復，一方面為了更好的母乳，保證母乳的分泌和營養。人們對於月子裡的飲食有一個錯誤的認知，就是月子裡需要大補特補，其實完全沒必要，過多的營養成分不但新手媽媽根本無法吸收，還會造成身材的持續發胖。

我們的主張是營養，科學，合理飲食。根據月子裡的身體特點，月子裡的飲食分為三個階段：

第一階段

* 產後一至二周，這一階段的飲食要幫助排出惡露，促進傷口癒合和疏通乳腺。
* 飲食食品：山楂、紅糖以及富含膠原蛋白的食品，粗纖維食品。
* 富含膠蛋白的素食有：銀耳、木耳、海帶、蘋果、山藥、蘆薈、糯米等。

第二階段

* 產後三至四周，這一階段的飲食要幫助調理身體，幫助臟器恢復。

* 飲食食品：雞蛋、牛奶，富含蛋白質的食品。

* 富含蛋白質的素食有：雞蛋、牛奶、堅果、豆類、豆製品等。

第三階段

* 產後五至六周，這一階段的飲食要能幫助新手媽媽恢復元氣，調理身體狀態。

* 飲食食品：各種富含維生素、微量元素、蛋白質和熱量的食品都可以食用。豐富的主食是補充熱量的最佳選擇。

* 富含維生素和微量元素的素食有：蔬菜、水果。但要注意，不要吃得過涼。

中國傳統坐月子有三件寶：雞蛋、紅糖、小米粥。這三種食品是素食媽媽非常好的選擇，雞蛋富含蛋白質，紅糖可以幫助排除惡露又含鐵量豐富，小米粥營養豐富而且有助於增加身體熱量，是非常不錯的月子食品。但不管吃什麼都要適量，再好的東西也不能吃得過多。

yes! 月子飲食要點

攝入足夠的蛋白質

* 蛋白質是新手媽媽恢復身體的必要元素，也是母乳中不可缺少的營養成分。

保證鈣、鐵的補充

* 母乳會造成新手媽媽很大的鈣鐵流失，而且生產過程中的出血也需要新手媽媽在月子裡補充足夠的鐵。

合理攝入脂肪

* 寶寶大腦發育需要足夠的脂肪酸，新手媽媽不要為了身材而拒絕油脂的攝入。

多吃蔬菜水果

* 月子裡不能吃蔬菜和水果的說法是不科學的，吃綠色蔬菜寶寶會拉綠色大便更是無稽之談。新手媽媽在月子裡需要豐富的維生素和微量元素，蔬菜和水果正是這些營養成分的來源。此外，蔬菜水果還可以幫助新手媽媽防止便祕、促進乳汁分泌。

注意體內液體的補充

* 充足的液體可以幫助新手媽媽促進新陳代謝，還能促進乳汁分泌。但要注意不要過量補充液體，以防增加腎臟負擔，並造成內臟下垂。多喝水，或各種湯都可以。

yes! 月子飲食要點

飲食忌辛辣刺激

＊ 產後新手媽媽的胃腸功能尚未完全恢復，飲食過於辛辣刺激會造成新手媽媽的腸胃負擔，還會引起便祕且不利於母乳。

不吃過鹹的食品和甜食

＊ 過多的鹽分會影響新手媽媽體內的水鹽代謝，不利於產後恢復。過多的甜食沒有營養還會造成身材的發胖，最關鍵的是會影響食欲，導致營養攝入的不足。

不飲酒不喝咖啡

＊ 咖啡和酒是必須禁止的。

少食多餐

＊ 建議月子裡一天吃五至六餐，可以幫助營養成分更好的吸收，且不會對腸胃造成負擔。需要注意的是，晚飯後盡量不要吃宵夜，以免影響腸胃健康。

主食要豐富

＊ 粗糧細糧都要吃，營養豐富而且不會單調。

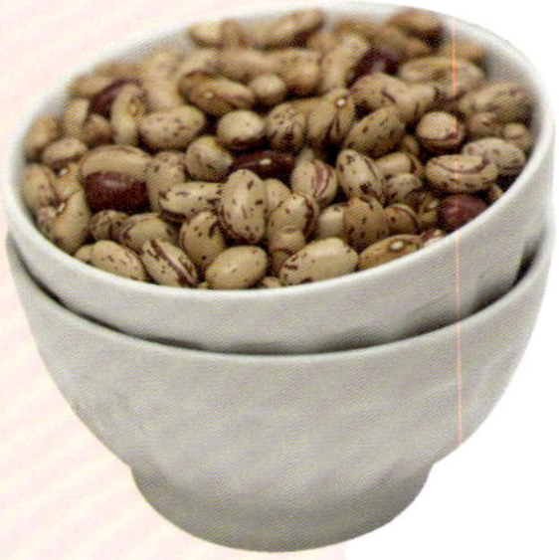

忌食生冷

＊ 生冷的東西會阻礙血液循環，不利於產後恢復。

Chapters 6

找回好身材，產後運動不能放鬆

急於恢復身材的新手媽媽很在意產後何時才能開始運動這個問題，其實，產後運動在我們照顧寶寶、外出散步的過程中就已經不知不覺的在進行。

非常理解新手媽媽急於恢復身材的心理，但月子裡還是不要開始減肥，無論採取哪種方式都不要進行減肥，醫生也不會建議你這麼做。其實，只要在月子裡保持良好的作息，科學健康的飲食，不暴飲暴食、躺著不動，體重也會自然有所下降。

新手媽媽在月子裡最好不要進行過於激烈的運動，即使是自然生產媽媽也是如此。生產對於女人的體力消耗非常大，身體的各個器官都需要在這個時期內「休養生息」。月子裡應該好好恢復、補充營養，日常照顧寶寶、簡單家務就是最好的運動。只要你不是一天到晚的躺在床上只管吃喝，你的月子運動就已經開始了。

產後的瘦身祕訣，「母乳＋合理飲食＋自己帶寶寶」是絕大多數媽媽的決勝法寶。我就是以這個方法產後成功瘦身將近三十公斤，而且我現在比懷孕前還瘦了很多。母乳中的營養來自媽媽的身體，母乳還能促進新手媽媽子宮的恢復，可以有效的幫助新手媽媽恢復身材；合理飲食不等於暴飲暴食，科學的營養攝取，不會讓新手媽媽身體發胖，還能保證足夠的營養，促進新陳代謝；自己帶寶寶可以讓新手媽媽保持規律的作息，保證基本的運動量，帶著寶寶散步、彎腰給寶寶換尿布、給寶寶洗澡、抱寶寶，都是很好的運動，可以幫你活動四肢、進行力量練習，比任何運動操都簡單有效。

月子裡只要天氣晴好、溫度不過低，新手媽媽是完全可以外出散步。散步是非常適合新手媽媽的產後運動，但需要新手媽媽根據自己的身體狀況合理掌握運動量，不可以過度勞累。散步還可以幫助新手媽媽改善產後憂鬱的症狀，讓心情更加開朗。

產後瑜伽也非常不錯，但建議要在專業老師的指導下科學的進行，避免造成運動傷害。剖腹產媽媽不要過早使用腹帶束身，要醫生根據傷口的情況決定何時可以開始使用。

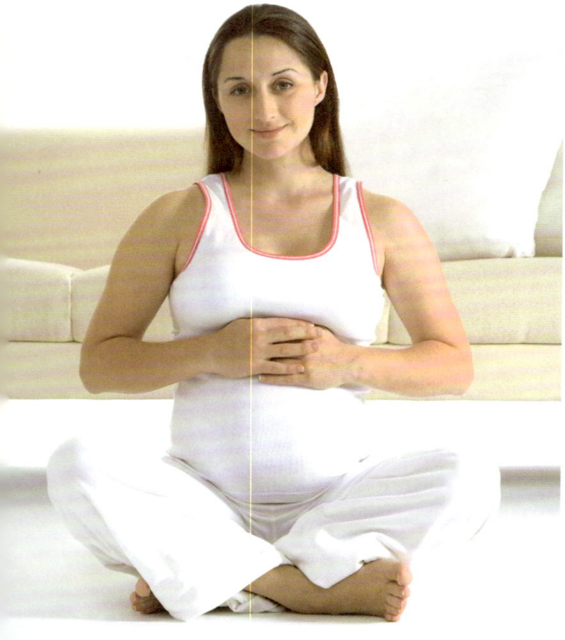

Chapters 7

坐月子不是陋習，科學健康坐月子

很多西化的年輕人認為坐月子是中國傳統的迷信，她們認為西方人不坐月子也非常健康。但由於人種的不同、體質的不同和日常飲食習慣的不同，東方人還是應該科學合理的坐月子。比如，西方人平時的飲食習慣就偏於生冷，她們平時吃生菜、喝冷牛奶，她們體質已經適應了這樣的飲食習慣。但我們平時喜歡吃溫熱的食物，造成我們的體質對生冷的東西不能很好的適應，在產後需要保護時就更要注意。

坐月子是新手媽媽調理身體和心理的關鍵時刻，一定要安排好六周的月子生活。但不可否認，我們傳統的坐月子方法有著很多的陋習，是不科學的，例如：

不能出門

其實不讓出門就是怕受風，但只要天氣晴好，無風無雨，新手媽媽為什麼不能出門？在炎熱的天氣坐月子足不出戶的新手媽媽，天天在家裡悶著，不開空調不開窗，最後可想而知，孩子大人都一身的痱子。

不能洗澡、洗頭

還是怕受涼。但現在條件好了，浴室裡遮風避雨，還有各種取暖設施，足夠保證新手媽媽「安全」地洗澡。新手媽媽只要保證在洗澡時不受涼，洗頭後及時吹乾頭髮，洗澡洗頭是完全沒有問題的。

不能抱孩子

有人說孩子太重會造成新手媽媽關節痛，這個純屬無稽之談，媽媽親近寶寶是天經地義的事情，媽媽不抱孩子，誰抱？

不能下床

這種說法是由於怕受涼。月子裡難道要整天趴在床上除了吃就是喝？新手媽媽只要做好足部的保暖措施，下床完全沒有問題，而且醫生會要求你必須下床活動。

不能吃水果

理由是水果過寒，不利於產後恢復。確實，一些比較寒涼的水果我們不要食用，但溫性和平性的水果不但可以吃，而且必須吃。水果可以補充維生素以及微量元素，還能防止便祕。

必須大補

理由是生產傷害太大，得多吃補回來。身體能吸收的營養是有限的，而且產後的飲食應該根據每個階段的身體需求來補充，不能過量。比如新手媽媽的乳汁還沒來時就吃大量的促進奶水分泌的營養食品，不但不能很好的幫助乳汁分泌，還會造成乳腺的堵塞和乳汁的淤積。

簡單概括起來，月子裡的注意事項如下：

避免受涼

在這個前提下，新手媽媽可以外出散步、洗澡洗頭、下床活動等。注意不要碰冷水。

科學飲食

保證營養，科學進補，合理膳食，不暴飲暴食。

健康母乳

保證充足的營養攝入，做好乳房的保護、清潔，及時吸淨乳房裡殘餘的奶水。

合理運動

外出散步、照顧寶寶、簡單家務、簡單運動就完全可以，不宜運動過量，不盲目減肥。

勞逸結合

合理運動的同時，要保證充足的休息，以利於身體的恢復。

坐月子是一個女人一生中一段很美麗的時光，在這一個月裡，你會感覺自己每一天都在成長：身體一天天變好，身材一天天恢復，母愛一天天濃厚……好好享受這一個月的美好時光，這是你榮升母親的完美的開始。

總之，新手媽媽在月子裡不可以掉以輕心，但也沒必要草木皆兵，以科學的方法、健康的心態、美好的心情快樂的度過這六周的時間。

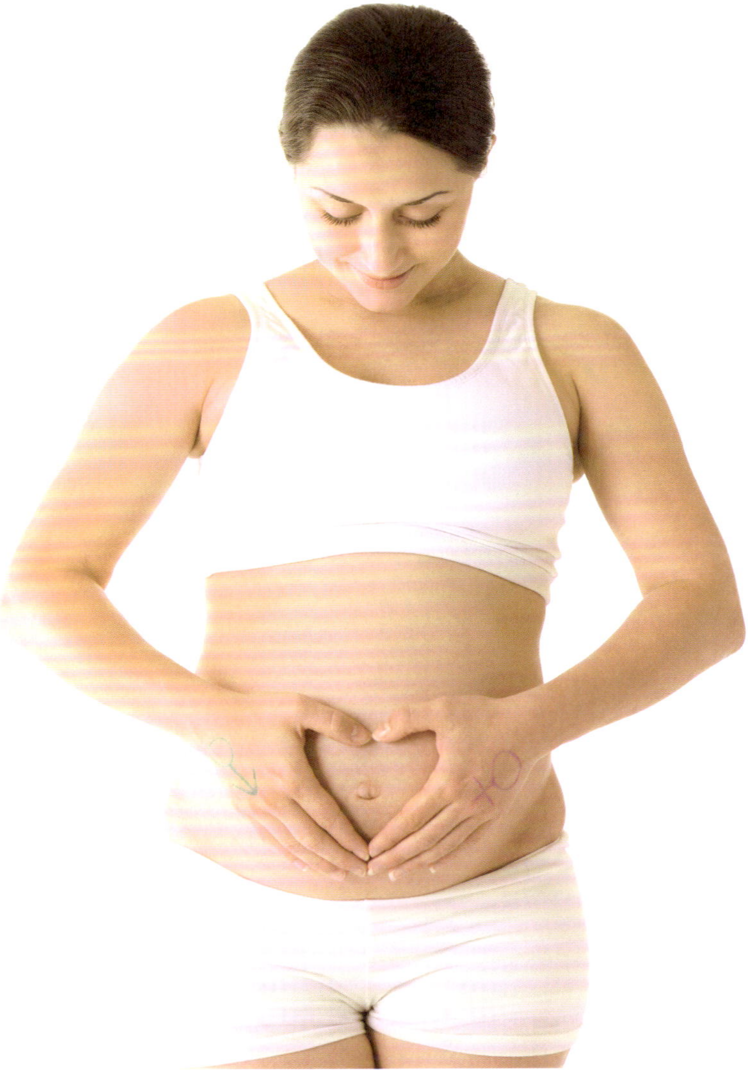

國家圖書館出版品預行編目資料

完美準媽媽必讀的孕產聖經 / 磊立同行 著.
-- 初版.-- 新北市：養沛文化館, 2012.03
面； 公分. -- (SMART LIVING養身健康觀；46)
ISBN 978-986-6247-42-2(平裝)
1.懷孕 2.妊娠 3.分娩 4.婦女健康

429.12 101002714

【SMART LIVING養身健康觀】46
完美準媽媽必讀的孕產聖經

作　　者／磊立同行
發 行 人／詹慶和
總 編 輯／蔡麗玲
執行編輯／林昱彤
編　　輯／黃薇之・蔡毓玲・劉蕙寧・詹凱雲
執行美編／陳麗娜
美術編輯／王婷婷
繪　　圖／黎宇珠
出 版 者／養沛文化館
發 行 者／雅書堂文化事業有限公司
郵政劃撥帳號／18225950
戶　　名／雅書堂文化事業有限公司
地　　址／新北市板橋區板新路206號3樓
電子信箱／elegant.books@msa.hinet.net
電　　話／(02) 8952-4078
傳　　真／(02) 8952-4084

2012年3月初版一刷　定價280元

總經銷／朝日文化事業有限公司
進退貨地址／235新北市中和區橋安街15巷1號7樓
電話／（02）2249-7714
傳真／（02）2249-8715
星馬地區總代理：諾文文化事業私人有限公司
新加坡／Novum Organum Publishing House (Pte) Ltd.
20 Old Toh Tuck Road, Singapore 597655.
TEL：65-6462-6141　FAX：65-6469-4043
馬來西亞／Novum Organum Publishing House (M) Sdn. Bhd.
No. 8, Jalan 7/118B, Desa Tun Razak, 56000 Kuala Lumpur, Malaysia
TEL：603-9179-6333　FAX：603-9179-6060